CONTRIBUTION A L'ÉTUDE

DES

OTITES DU NOUVEAU-NÉ ET DU NOURRISSON

ET EN PARTICULIER

DES

ÉTATS SPÉCIAUX DE L'OREILLE MOYENNE

Que l'on trouve à leur autopsie.

Par le Dr Georges-Paul VEILLARD

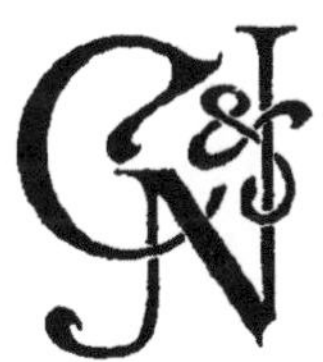

PARIS

GEORGES CARRE ET C. NAUD, ÉDITEURS

3, RUE RACINE, 3

—

1899

CONTRIBUTION A L'ÉTUDE

DES

OTITES DU NOUVEAU-NÉ ET DU NOURRISSON

ET EN PARTICULIER

LES

ÉTATS SPÉCIAUX DE L'OREILLE MOYENNE

Que l'on trouve à leur autopsie.

Par le Dʳ Georges-Paul VEILLARD

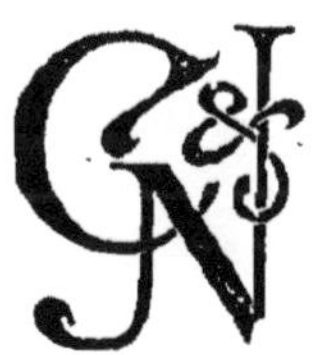

PARIS

GEORGES CARRÉ ET C. NAUD, ÉDITEURS

3, RUE RACINE, 3

—

1899

A LA MÉMOIRE DE

CONSTANT VEILLARD

MON GRAND-PÈRE

ET DE

JEAN-ÉTIENNE OGIER

MON TUTEUR

AU Dr ANTOINE FLORAND

MÉDECIN DES HÔPITAUX

INTRODUCTION

L'autopsie des nouveau-nés et des nourrissons qui meurent dans les crèches montre que, dans 95 pour 100 des cas, les cavités de l'oreille moyenne, normalement vides, sont pleines d'un exsudat le plus généralement purulent.

Ces faits sont anciennement connus, puisque l'anatomiste Duverney, qui écrivait à la fin du xvii° siècle, les signale déjà.

Depuis, de nombreux auteurs se sont occupés de la question ; des interprétations diverses en ont été données et l'accord est loin d'être fait.

Les uns, frappés surtout de la fréquence de ces lésions, ont voulu les faire rentrer dans le cadre des phénomènes physiologiques. Pour d'autres, cette présence du pus dans l'oreille moyenne des enfants en bas âge est bien réellement pathologique et elle peut être la source de nombreuses infections.

Nous nous sommes proposés d'étudier cette « otite des nourrissons ». Nos recherches ont porté sur 80 sujets que, pour la plupart, nous avons pu d'abord observer vivants et chez lesquels, à l'autopsie nous avons pratiqué avec soin l'examen de l'oreille moyenne.

Cette étude nous a conduit à penser que les auteurs englobent sous le commun vocable « *d'otite des nouveau-nés et des nourrissons* » des faits dissemblables et qui doivent être séparés en un certain nombre de groupes. Nous avons tenté cette classification.

Il n'est point besoin de faire longuement ressortir l'intérêt de cette question. L'oreille moyenne est l'ensemble des organes qui assurent la transmission normale des sons. Si cet important appareil est irrémédiablement lésé dans le jeune âge, il en résulte un dommage définitif pour l'avenir de la fonction ; il est vraisemblable que le plus grand nombre des cas de surdi-mutité doivent trouver là leur origine.

Au début de ce travail, nous avons cru devoir rappeler, en les précisant, quelques points d'anatomie et de physiologie concernant l'oreille moyenne du nouveau-né et du nourrisson. Nous avons insisté en particulier sur le changement qui survient dans cet organe au moment de la naissance ou dans les premiers jours de la vie.

Un chapitre est ensuite consacré à l'examen clinique de l'oreille du nourrisson et à la technique adoptée pour les autopsies.

Puis, après l'exposé historique de la question, nous avons fait de nos observations le classement suivant :

I. — L'oreille moyenne est saine et ne contient aucun exsudat.

II. — Cas dans lesquels il y a persistance de l'état

fœtal de l'oreille moyenne avec ou sans purulence de la muqueuse embryonnaire.

III. — Cas où l'on trouve l'oreille moyenne saine mais contenant un exsudat muco-purulent.

IV. — Observations où il y a réellement lésion de l'oreille moyenne, c'est-à-dire otite : *otite latente des nouveau-nés et des nourrissons.*

Enfin, après quelques mots sur le traitement prophylactique qu'il nous semble logique d'adopter, nous donnons nos conclusions.

Avant de commencer l'exposition de notre travail, il nous est particulièrement agréable de penser à nos maîtres et de nous rappeler les bons moments passés dans leurs services.

Nous prions le Dr FLORAND, qui est pour nous plus un ami qu'un maître et qui nous a donné tant de preuves de sa bienveillance, d'accepter la dédicace de cette thèse, comme un faible témoignage d'affectueuse reconnaissance.

Les Drs Alfred MARTIN et LUBET-BARBON nous ont accueilli à leur clinique depuis plus de trois ans et nous ont honoré de leur amitié : nous leur en conservons une profonde gratitude. A eux, qui ont tant fait pour l'enseignement de la spécialité à Paris, nous sommes redevables de notre éducation otologique. Nous ne saurions oublier à cet égard nos amis les Drs WEISSMANN, SARREMONE et FERET, leurs assistants.

Notre premier maître le Dr MONOD sait quel souvenir nous avons gardé des deux années passées dans son service, à Saint-Antoine, comme stagiaire et comme externe, nous nous rappellerons son enseignement et son exemple.

A Lariboisière, nous avons profité des leçons cliniques du D' Béclère et nous lui sommes profondément reconnaissant de la confiance qu'il nous a témoignée.

Nous prions nos maîtres les D" Faisans, Jalaguier, Walther, Achard et Vaquez de recevoir nos remerciements pour leur bienveillance. Le D' Lepage, dont nous avons aussi été l'élève, sait combien nous nous honorons de son amitié.

Ce travail est le résultat des observations que nous avons faites à l'hôpital des Enfants-Malades, sur les conseils du D' Marfan. Nous exprimons à notre excellent maître nos vifs remerciements pour l'intérêt qu'il nous a toujours porté.

Que M. le P' Le Dentu dont le laboratoire nous a toujours été si largement ouvert, veuille bien accepter nos remerciements. Nous les adressons aussi à notre vieil ami Fabre-Domergue, son savant chef de laboratoire.

M. le P' Grancher, dont nous avons été l'externe, nous fait l'honneur de présider cette thèse. Nous le prions d'agréer l'expression de notre respectueuse reconnaissance.

CHAPITRE PREMIER

CONSIDÉRATIONS ANATOMIQUES ET PHYSIOLOGIQUES

Oreille externe. — Le *pavillon de l'oreille* n'offre à noter aucune particularité qui nous intéresse.

Il n'en est pas de même du *conduit auditif externe*. Le conduit auditif externe de l'adulte comprend deux portions : une portion externe fibro-cartilagineuse, une portion interne osseuse, celle-ci un peu plus longue que celle-là.

Chez le nouveau-né la portion osseuse du conduit auditif n'existe pas. Le conduit auditif est constitué par un canal fibro-cartilagineux qui, par sa partie interne, se fixe à un cadre osseux incomplet, l'*os tympanal*, dans lequel se trouve enchâssé la membrane du tympan. Le développement du rebord externe de l'os tympanal en dehors formera peu à peu la paroi antéro-inférieure du conduit auditif osseux. Sa paroi postéro-supérieure sera constituée par l'incurvation et l'élargissement de la portion horizontale de l'écaille temporale puis par l'apparition de l'apophyse mastoïde.

La rapidité de cette formation varie un peu avec les sujets ; mais en général à l'âge de 1 an il n'existe qu'une ébauche du conduit osseux surtout représenté par l'expansion du cadre tympanal : le développement de la partie horizontale de l'écaille temporale qui donnera la paroi supérieure se fait moins vite et le développement de l'apophyse plus tardivement encore.

La peau du conduit auditif est mince et délicate, surtout chez les nourrissons débiles et ce sont ceux que l'on examine dans les crèches hospitalières. Chez eux elle forme parfois des plis transversaux qui apparaissent au fond du spéculum et peuvent en imposer pour la membrane du tympan.

A la naissance la lumière du conduit n'existe pas ; les parois inférieure et supérieure sont rapprochées ne laissant entre elles qu'une étroite fente comblée par des débris épidermiques imprégnés de liquide amniotique et de vernix caseosa. Ces amas se dessèchent et tombent le plus souvent quelques jours après la naissance.

La sécrétion cérumineuse est ordinairement assez active chez le nourrisson et pour l'examen il est souvent nécessaire de nettoyer l'oreille par quelques injections d'eau bouillie tiède.

Membrane du tympan. — La membrane du tympan, enchâssée dans le cadre tympanal marque la limite entre le conduit auditif externe et la caisse du tympan.

Sa forme qui, chez l'adulte, est celle d'un ovale à grand axe vertical est ici presque circulaire. *Ses dimensions* ou mieux *sa superficie* est à très peu près celle de la membrane de l'adulte avec, comme chez celui-ci, quelques variations individuelles.

Son inclinaison est, pour la plupart des auteurs, extrêmement accentuée.

Tillaux a constaté que, horizontale chez le fœtus, elle fait chez le nouveau-né un angle de 10° seulement avec la paroi inférieure du conduit et continue à se relever peu à peu pour, chez l'adulte, atteindre son inclinaison normale de 45°. Testut (*) pense au contraire, qu'entre l'inclinaison de la membrane du nouveau-né et celle de l'adulte, la différence est à peine appréciable ; de quelques degrés seulement. C'est aussi l'opinion de Poirier (**) qui a fait des mensurations précises chez 6 nouveau-nés à l'aide d'un instrument construit à cet effet.

Nos examens nécropsiques nous portent à nous rallier à l'opinion classique. Presque toujours nous avons trouvé chez les nouveau-nés une membrane du tympan extrêmement inclinée, à peu près horizontale. Au cours de la première année cette situation se modifie et la membrane se redresse : mais ce processus est parallèle au développement du crâne et il arrive par exemple que chez un nourrisson bien développé (Obs. 29 concernant un enfant de 5 mois) la membrane se présente comme une membrane d'adulte, tandis que chez un nourrisson plus âgé mais cachectique et ayant longtemps vécu une vie pour ainsi dire ralentie (Obs. 26 d'un enfant de 10 mois) on lui trouvera les caractères de quasi-horizontalité de la membrane du nouveau-né.

(*) Testut. Traité d'anatomie humaine.
(**) Poirier. Traité d'anatomie médico-chirurgicale, fasc. 1.

Quoi qu'il en soit de ces opinions diverses sur la direction réelle de la membrane du tympan, ce qu'il importe de retenir, au point de vue de l'examen clinique, c'est que :

1° La membrane du tympan du nouveau-né se présente comme faisant suite à la paroi supérieure du conduit auditif externe dont elle continue la direction en s'abaissant très légèrement ;

2° Chez le nourrisson elle se redresse peu à peu mais n'atteint qu'exceptionnellement la position adulte et il faut s'attendre à la trouver le plus souvent très fuyante.

Ces points sont importants à noter pour l'otoscopie et la paracentèse.

La *structure* de la membrane du tympan est celle de l'adulte : une lame fibreuse comprenant des fibres radiées et des fibres circulaires forme la charpente de la membrane ; cette lame est recouverte d'un côté par une couche cutanée, prolongement de la peau du conduit auditif qui se réfléchit sur elle et la tapisse extérieurement, de l'autre par la muqueuse de la caisse. Nous parlerons de celle-ci tout à l'heure. Quant à la couche cutanée, très mince chez l'adulte, elle atteint ici un certain développement, grâce à l'épaisseur de son épiderme.

L'aspect de la membrane s'en trouve modifié. Au lieu de la membrane brillante, mince, couleur gris perle, offrant « l'aspect velouté d'un fruit qui a conservé sa fleur » (Tillaux) — que l'on voit chez l'adulte, la membrane du tympan du nouveau-né et du nourrisson est plus mate, de couleur gris sombre un peu jaunâtre, et surtout plus épaisse. Il résulte de ces qualités particulières que les points de repère habituels : saillie de la courte apophyse, manche du marteau, triangle lumineux, sont la plupart du temps assez effacés. Et nous ne parlons que de l'état physiologique car, comme nous le verrons, la présence d'un exsudat dans la caisse rend encore ces points de ralliement moins apparents.

Oreille moyenne. — L'oreille moyenne comprend un ensemble de cavités : la caisse du tympan, l'antre mastoïdien et les cellules mastoïdiennes. Ces cavités sont reliées au pharynx par un conduit, la trompe d'Eustache, et séparées du conduit auditif externe par la membrane du tympan. Elles contiennent la chaîne des osselets reliant le tympan à la fenêtre ovale. Enfin l'ensemble de ces parties est tapissé par une muqueuse un peu variable dans sa constitution suivant les points où on la considère mais qui est une émanation de la muqueuse pharyngée avec laquelle elle est en continuité anatomique, physiologique et aussi pathologique.

Chez le nouveau-né ces parties ont atteint leur presque complet développement. Les cellules mastoïdiennes seules manquent et n'apparaîtront que plus tard ; elles peuvent cependant précéder l'apparition extérieure de l'apophyse (*).

Nous n'avons pas à insister sur l'anatomie de ces diverses parties ; nous retiendrons seulement les faits utiles

---

(*) Voy. *Thèse* de Millet. L'apophyse mastoïde chez l'enfant. Paris, 1898.

à notre étude et, en particulier, nous aurons à préciser l'état des cavités de l'oreille moyenne au moment de la naissance et dans les premiers jours de la vie extra-utérine, point capital pour l'interprétation du résultat de nos observations.

La *caisse du tympan* se présente à peu de chose près avec la forme qu'elle conservera. Nous noterons cependant les caractères de sa paroi supérieure, toit ou voûte du tympan. Lame osseuse toujours mince, cette voûte est traversée par la suture pétro-squammeuse non encore ossifiée, livrant passage à de nombreux vaisseaux anastomotiques entre les vaisseaux dure-mériens et les vaisseaux de l'oreille moyenne. Elle peut en partie faire défaut et alors les rapports sont plus immédiats encore : il y a au niveau de la déhiscence de la voûte tympanique adossement de la dure-mère et de la muqueuse de la caisse (*).

La caisse se continue en haut et en arrière avec l'*antre mastoïdien* par l'intermédiaire d'un court canal le canal pétro-mastoïdien ou aditus ad antrum. Cette communication a lieu à plein canal et le point d'abouchement serait à peine rétréci si la branche horizontale de l'enclume ne venait se loger à la partie inférieure de l'aditus, réduisant ainsi considérablement la largeur de ce canal. Le plafond de l'antre et de l'aditus se continuent directement en avant avec le toit de la caisse dont ils partagent les caractères.

Les *osselets* sont complètement développés et ont atteint

____

(*) Disons de suite que, malgré ces rapports intimes, la propagation aux méninges des états inflammatoires spéciaux qui sont étudiés dans cette thèse sous le nom d'*otite latente* n'a jamais été observée par nous.

leur volume définitif dès avant la naissance : nous verrons comment s'établissent leurs rapports avec la caisse et sa muqueuse.

La *muqueuse* qui tapisse l'oreille moyenne doit nous arrêter plus longtemps.

Examinée chez un nourrisson à oreilles saines elle se présente avec les caractères qu'elle aura chez l'adulte (*) : elle est seulement plus épaisse, plus vasculaire et plus facile à détacher de l'os sous-jacent.

C'est en réalité une fibro-muqueuse car elle est intimement unie au périoste. Elle comprend une couche conjonctivo-vasculaire et un épithélium.

La *couche conjonctive* est formée d'une assise fibreuse profonde plus dense qui n'est autre que le périoste et une couche superficielle immédiatement sous-jacente à l'épithélium, qui représente le chorion muqueux proprement dit. Ce chorion est composé de fines travées fibrillaires s'entrecroisant en tous sens laissant entre elles des espaces libres dans lesquels cheminent les vaisseaux sanguins et lymphatiques.

L'épithélium varie avec les régions. Il est plat là où la muqueuse est mince : sur la membrane du tympan, le promontoire et les osselets. Ailleurs il est cylindrique à cils vibratiles : entre ces deux formes on trouve des types de passage.

Logées entre les extrémités profondes de la couche épithéliale superficielle et le chorion muqueux, il existe

---

(*) Voy. Testut. Traité d'anatomie humaine.

des cellules basales destinées à la rénovation de l'épithélium desquamé.

Dans les parties à épithélium cylindrique il existe par
places des cellules caliciformes à mucus qui lui donnent
son caractère d'épithélium muqueux.

La question des *glandes* est encore discutée : il est très
probable cependant qu'il existe réellement quelques culs-
de-sacs, voire quelques glandes acineuses, dans la portion
de la muqueuse tympanique qui avoisine l'orifice tubaire.
Politzer (36).

Tel est succinctement la constitution histologique de la
muqueuse quand elle se présente avec ses caractères
normaux.

Nous rappellerons qu'elle tapisse les parois de la caisse,
se continue en bas et en avant avec la muqueuse de la
trompe, en haut et en arrière avec celle de l'antre mastoïdien dont elle revêt toutes les irrégularités, qu'elle forme
la couche interne de la membrane du tympan et revêt les
osselets et leurs ligaments suspenseurs, de façon à les
rejeter hors de sa cavité, se comportant à leur égard
comme la séreuse péritonéale à l'égard des organes abdominaux, qu'elle forme enfin quelques replis muqueux
variables traversant la caisse et surtout l'antre à la manière
de cordages ; l'un de ces replis prend parfois une certaine
importance et constitue alors un diaphragme qui isole
l'aditus et l'antre de la caisse.

La trompe d'Eustache réunit la caisse au pharynx, c'est
la voie par laquelle est assurée l'aération de l'oreille moyenne.
nécessaire, comme on sait, à l'intégrité de l'audition.

Chez le nouveau-né la longueur de la trompe est relativement moins considérable: sa largeur, quand elle s'ouvre sous l'influence de la contraction du péristaphylin externe est plus grande que chez l'adulte: cela est dû surtout à la largeur de l'isthme, partie rétrécie de la trompe, située à l'union de la portion osseuse avec la portion cartilagineuse.

« Ainsi, bien que l'ouverture pharyngienne de la
« trompe d'Eustache soit plus étroite et mieux close dans
« l'enfance que chez l'adulte, il est démontré, par contre,
« que la portion cartilagineuse de la trompe présente au
« delà de ce point une largeur plus grande, *non pas relative*
« *mais absolue*, qu'à un âge plus avancé. C'est pourquoi
« en dépit des apparences, l'occlusion de la trompe est
« réellement plus facile à vaincre chez l'enfant que chez
« l'adulte » (Trœltsch) (33). On connaît la facilité avec laquelle, chez l'enfant, l'air pénètre dans la caisse par la douche d'air donnée suivant le procédé de Politzer. La moindre augmentation de pression dans le naso-pharynx forcera la trompe: c'est ainsi que la toux et les vomissements si fréquents chez le nourrisson causeront l'introduction dans l'oreille moyenne de matières diverses (muco-pus, lait, etc...) qui pourront devenir le point de départ de l'infection de l'oreille moyenne.

Sur le cadavre on vérifie facilement qu'une injection colorée passe aisément de la caisse dans le pharynx et inversement; il faut sur une pièce d'adulte une pression plus grande pour obtenir le même résultat.

Chez le nouveau-né le bourrelet tubaire est très peu développé et l'orifice est situé plus bas, juste sur la ligne qui continue en arrière la voûte palatine : peu à peu il remonte vers sa position adulte par suite du développement vertical des fosses nasales ; c'est donc un déplacement apparent, qui s'arrête lors de l'achèvement du développement de la face.

La *muqueuse* qui tapisse la trompe continue celle du pharynx et se continue elle-même avec celle de la caisse ; sa structure varie donc insensiblement entre ces deux points. Épaisse et offrant des plis longitudinaux dans la portion cartilagineuse elle devient mince et lisse dans la portion osseuse. Son épithélium est cylindrique à cils vibratiles dont le mouvement se fait vers le pharynx ; il contient des cellules caliciformes à mucus. De nombreuses glandes acineuses surtout développées dans la portion cartilagineuse occupent l'épaisseur de la muqueuse. Enfin c'est aussi dans cette portion, vers la partie moyenne, que l'on trouve des follicules clos dont l'amas peut constituer ce que l'on nomme l'amygdale tubaire ou de Gerlach.

CHAPITRE II

L'OREILLE MOYENNE A LA NAISSANCE

I. — ÉTAT FŒTAL DE L'OREILLE MOYENNE (*)

L'oreille moyenne apparaît de bonne heure chez le fœtus. A quatre mois elle est constituée et toutes ses parties existent semblables à celles de l'adulte, au volume près. Sa cavité est virtuelle et très peu étendue : les osselets sont nettement en dehors d'elle plongés dans un tissu muqueux où ils paraissent s'être développés.

Jusqu'au 9ᵉ mois la cavité virtuelle de la caisse, simple fente entre deux adossements de la muqueuse épaisse et succulente, s'étend et gagne autour des osselets, ménageant entre ceux-ci et les parois un certain nombre de replis qui, plus tard, deviendront leurs ligaments suspenseurs.

A la fin du 9ᵉ mois l'oreille moyenne formée de la caisse et de l'antre mastoïdien apparaît donc remplie d'un tissu muqueux extrêmement mou où sont plongés les osselets et il n'y a aucune cavité visible. C'est là, nous venons de le voir, une apparence et il existe un clivage

(*) Voir le très intéressant travail de Gellé. Signe nouveau indiquant la respiration du nouveau-né tiré de l'inspection de l'oreille. Paris, 1876.

dans cette masse gélatineuse paraissant informe et homogène, et suivant ce clivage se formera, après la naissance,
par suite de l'établissement de la respiration, la cavité
aérienne de la caisse du tympan.

Voici comment les choses se présentent chez un fœtus
à terme et comment on peut les mettre en évidence : après
avoir enlevé le cerveau on fait sauter à l'aide d'un fort
scalpel le toit de la voûte tympanique et de l'antre. Ces
cavités apparaissent alors pleines d'une gelée translucide
de couleur gris rougeâtre, de consistance gélatineuse,
c'est-à-dire molle et élastique. Les têtes blanches du marteau et de l'enclume apparaissent dans cette masse et
tranchent sur le fond coloré. Si l'on essaye de la saisir
avec une pince, cette substance se dérobe, comme ferait
une gelée demi-solide. En dirigeant sur elle un filet d'eau
on peut constater qu'elle adhère aux parois osseuses.
Enlevons le temporal puis avec les ciseaux abrasons la
paroi antéro-inférieure du conduit: nous apercevons la
membrane du tympan plaquée horizontalement sur l'os
temporal. Avec une pince il est facile de se débarrasser de
l'épiderme épais qui la tapisse; on voit alors par transparence la caisse pleine de gelée rougeâtre. Détachons la
membrane circulairement en rasant du scalpel le bord de
l'os temporal: saisissons le manche du marteau et arra-
chons-le avec la membrane. Nous verrons une mince
couche de la gelée sur la face interne de la membrane alors
que la grosse partie reste dans la caisse, adhérente au
promontoire. Par une section appropriée faite à travers le
temporal à l'aide d'un fort couteau, nous verrons que le
contenu gélatineux de la caisse n'empiète pas sur la trompe

d'Eustache. La muqueuse de celle-ci est ferme et pâle, non infiltrée.

Ce contenu gélatineux de l'oreille moyenne du fœtus à terme a été vu depuis longtemps et dénommé par les auteurs : coussinet gélatineux (Trœltsch), magma gélatiniforme, bouchon gélatineux, etc...

Quelle est *sa constitution histologique?* Au microscope, on y voit de nombreux capillaires rampant dans une substance fondamentale amorphe muqueuse très abondante; on y voit aussi des éléments cellulaires embryonnaires semblables à de gros leucocytes et des éléments plus âgés sous forme de cellules fixes, étoilées à prolongements déliés. Ce sont là des caractères que l'on trouve dans cette variété de tissu conjonctif embryonnaire appelé tissu muqueux. C'est en somme un tissu un peu analogue à la gélatine du cordon ombilical. On n'y distingue pas de fibres conjonctives.

Pour voir ces détails, il suffit d'étendre un peu de magma gélatineux sur une lame, de recouvrir d'une lamelle, puis de poser sur le bord de celle-ci une goutte de picro-carminate qui peu à peu diffuse et colore les parties voisines de la préparation.

Çà et là, on voit des cellules épithéliales libres paraissant plates et perinucléées; ce sont les cellules de l'épithélium qui revêt à la surface du tissu gélatineux les faces adossées de la cavité tympanique encore virtuelle. Pour bien les voir, il faut enlever la membrane du tympan comme nous l'avons indiqué et râcler la surface du bourrelet gélatineux restant adhérent au promontoire. En employant le vert de méthyle, on fait des préparations où se détachent bien les noyaux de ces cellules épithéliales.

Gellé, qui a étudié avec grand soin le contenu de l'oreille fœtale, s'exprime ainsi :

« Il n'y a pas encore de cavité tympanique : il y a tout ce qu'il faut pour en avoir une au moment voulu. Qu'est-ce que le contenu? C'est un tissu : il joue ici le rôle de la moelle dans les os : l'oreille n'est-elle pas une grande cellule osseuse.

« Une trame fine composée d'éléments jeunes et à peine constitués, ceux que l'on trouve dans l'organisation des muqueuses d'évolution rapide, et dans les produits de nouvelle formation, des vaisseaux capillaires sanguins abondants et de l'eau qui forme les 99 centièmes au moins du volume total, voilà la constitution du magma intra-tympanique chez le fœtus ».

Et plus loin le même auteur dit :

« Ce bourrelet muco-gélatineux n'est point du mucus, comme le veut Huschke : c'est un tissu, ainsi que nous l'avons dit, tissu vasculaire par excellence, formé d'un réseau de cellules embryonnaires de tissu conjonctif. Un épithélium pavimenteux, rempli de noyaux, recouvre, selon de Trœltsch, toute la surface de ce bourrelet muqueux.

« Si l'on veut avoir un élément de comparaison assez juste de cet état anatomique transitoire, fœtal, de la muqueuse tympanique, on pourra se rappeler l'aspect et la nature du chémosis inflammatoire, dans certaines conjonctivites générales suraiguës. »

De Trœltsch (33) est à peu près du même avis :

« L'examen du coussinet gélatineux démontre qu'il est formé de tissu connectif embryonnaire ou, comme le désigne Wirchow, de tissu muqueux, c'est-à-dire d'une substance fondamentale muqueuse avec réseau cellulaire très développé ; sa surface, sillonnée de vaisseaux, est revêtue d'un bel épithélium plat à cellules polygonales pourvues de noyaux. »

En résumé, nous voyons que normalement, chez le fœtus à terme, les cavités de l'oreille moyenne (caisse et antre) sont comblées par une substance gélatineuse.

Cette substance gélatineuse n'est pas informe et amorphe ; c'est un *tissu vasculaire* ayant tous les caractères du tissu conjonctif muqueux.

C'est en somme *la muqueuse de la caisse elle-même* considérablement gonflée, œdématiée, en état d'infiltration muqueuse qui, du promontoire, vient jusqu'au contact de la membrane (sur celle-ci l'infiltration est bien moindre), engaine les osselets et comble l'antre mastoïdien.

Pour se faire une représentation exacte de ce qu'est à ce moment le contenu de l'oreille moyenne, il suffit d'imaginer ce que deviendraient les cavités d'une oreille moyenne saine adulte si la muqueuse mince et sèche devenait tout à coup épaisse et succulente, subissait une sorte d'œdème muqueux avec cette condition que l'infiltration porte surtout sur la muqueuse de la paroi interne de la caisse (promontoire) sur celle qui tapisse les osselets et enfin sur celle de l'antre mastoïdien. Toutes ces parties gonflées viendraient au contact et la cavité aérienne disparaîtrait.

On aurait là exactement la disposition fœtale (*).

____

(*) Cette supposition peut devenir une réalité. Quand une obstruction

II. — Maturation de l'oreille moyenne

A la naissance et dès que l'enfant a respiré il survient un changement considérable dans l'état de son oreille moyenne.

Au bout de quelques heures, la caisse et l'antre se trouvent vides du tissu gélatineux que nous venons d'étudier. L'infiltration de la muqueuse a cessé et celle-ci a subi un retrait considérable. Leur cavité tympanique virtuelle est devenue réelle et s'est remplie d'air.

Comment ces transformations si radicales se sont-elles produites? Nous pensons avec Gellé (24) qu'il faut en chercher la cause dans les modifications profondes qui surviennent dans la circulation du nouveau-né du fait de l'établissement de la respiration :

« Les premières ampliations thoraciques ouvrent une large voie au courant sanguin. Le cœur droit se trouve rapidement vidé, et ainsi, de proche en proche, tout le système veineux de la tête et des membres. Ainsi sera rendue impossible toute hémorragie par le cordon ombilical, par le seul fait de la respiration.

---

complète et permanente de la trompe survient, il semble que l'état fœtal de l'oreille moyenne se reproduise. Voici à cet égard une observation intéressante que nous a communiqué notre maître, Lubet-Barbon : à Clamart, sur une tête d'adulte, il vit une des oreilles dont il avait incisé la membrane pleine d'une gelée translucide, sans la moindre trace d'air. Ayant fait la même constatation sur l'autre oreille, il pensa, étant donné cette symétrie des lésions, à une cause pharyngée. En effet, le pharynx était cicatriciel et les deux trompes étaient complètement et définitivement obturées par des cicatrices de gommes syphilitiques.

« La tension sanguine baisse à ce moment; tous les tissus se dégorgent; les vaisseaux se rétractent sous l'influence du vide pulmonaire, que viennent à la fois combler l'air extérieur et le sang veineux de la grande circulation.

« C'est par l'action de cet appel énergique que la cavité de l'oreille fœtale, si vasculaire et remplie d'un contenu homogène, comme œdémateux tant il est gorgé de liquide, se trouve métamorphosée complètement, rapidement et radicalement. L'air envahit la caisse et le magma gélatiniforme disparaît. La cavité de l'oreille moyenne, virtuelle jusque-là, apparaît telle que chez l'adulte, telle que la fonction de l'audition l'exige.

Combien de temps faut-il pour qu'un pareil déplacement s'opère ? Combien de respirations sont nécessaires pour réduire la muqueuse tympanique ? Combien de déglutitions pour que l'air arrive dans les caisses ?

Le vide de la caisse est effectué en quelques moments, si la respiration ample et bien rythmée ouvre largement la voie au courant circulatoire. Tout au contraire, si, par une cause quelconque, les phénomènes modificateurs nouveaux ne peuvent librement se produire, leur action amoindrie devient insuffisante ; la surface pulmonaire perméable se trouve diminuée et la dérivation est par suite moins active ; aussi ne doit-on pas s'étonner que le retentissement sur la circulation générale et sur les cavités auriculaires soit fortement atténué, et que la nouvelle fonction, si difficilement mise en activité, reste impuissante à produire une transformation radicale et surtout rapide (Gellé).

D'autres auteurs ont pensé que la cavité tympanique

se formait moins rapidement et de Traeltsch paraît admettre que le bourrelet muqueux disparaît peu à peu,
après la naissance, en partie par atrophie, en partie par
desquamation.

Quelques-uns, frappés de la fréquence de ce qu'ils
nomment le catarrhe de l'oreille moyenne du nouveau-né,
pensent qu'il disparaît par dégénérescence muco-puru-
lente, et ainsi pour eux se trouve expliquée la présence si
fréquente du pus dans la caisse des nouveau-nés : c'est
un phénomène physiologique nécessaire à l'établissement
de l'audition (Zaufal (13), Wreden (10), Rinecke (15), etc.).
Wendt croit à une transformation fibreuse qui serait ache-
vée en quelques jours.

Ces diverses interprétations s'expliquent et nous verrons comment elles ont pu prendre naissance.

Quoi qu'il en soit, un fait est constant, c'est que chez
l'enfant *sain et vigoureux*, à la suite des premières inspirations commence le retrait de la muqueuse œdématiée de
l'oreille moyenne et que quelques heures (12 heures au
plus pour Gellé) (24), suffisent à cette maturation de
l'oreille moyenne indispensable au fonctionnement normal de cet organe (*).

Nous donnons ici un extrait d'une observation rap-
portée par Gellé (24) concernant un nouveau-né à terme,
vigoureux, mort quelques heures après la naissance :

« A l'incision de la cloison tympanique, il s'écoule
quelques gouttes d'un liquide séro-sanguinolent clair,
teint, peu coloré. La paroi supérieure crânienne de la
caisse tympanique s'enlève facilement, découvrant la
trompe et la cavité prémastoïdienne (antre). Aussitôt, la

cavité de l'oreille moyenne apparaît, sèche, vide de liquide, vide de magma gélatiniforme ; ses parois sont rosées ; à peine si on y voit une muqueuse transparente, annoncée par de légères arborisations atténuées ; au fond, à peine un peu de sérosité rougeâtre. La cavité est étroite, elle paraît sèche, anfractueuse ; les osselets sont isolés et nettement détachés. Les creux et les saillies des os formant parois sont analogues à ceux de l'adulte et diffèrent totalement de l'oreille moyenne fœtale. Muqueuse à peine appréciable et peut-être assez difficile à démontrer ailleurs que sur les replis mésossélétiques, où cependant elle a déjà pris les apparences de minceur, de transparence et de finesse de la membrane de l'oreille de l'adulte ».

Cette observation est intéressante. Il est rare d'avoir à sa dispositon un cadavre de nouveau-né âgé de quelques heures, bien constitué et vigoureux. La plupart des nouveau-nés qui meurent dans les premières heures de la vie sont venus dans des conditions spéciales (état de mort apparente, asphyxie, débilité) qui doivent les faire éliminer, car, précisément chez eux, la maturation de l'oreille moyenne se trouve ralentie ou suspendue (*).

(*) Kölliker (30) a étudié la question et il est d'avis que normalement la régression du tissu conjonctif embryonnaire de l'oreille moyenne du fœtus a lieu dans les premières heures de la vie. Il fait très judicieusement observer aux auteurs qui en douteraient :

« Les résultats fournis par des enfants morts de maladie ne me paraissant pas pouvoir conduire à une décision sûre, je m'adressai à des mammifères nouveau-nés et des embryons assez âgés de ces animaux, et chez le chien, le chat, la brebis, le porc et le bœuf, il se trouva d'une façon assurée que le tissu gélatineux en question persiste avec sa puissance de développement pen-

III. — ANOMALIES DE LA MATURATION DE L'OREILLE MOYENNE

Nous venons de voir que chez l'enfant né sain et vigoureux on doit admettre que normalement la régression du tissu muqueux embryonnaire qui emplit les cavités de l'oreille moyenne et la ventilation de ces cavités qui en est la conséquence directe ont lieu dans les premières heures de la vie extra-utérine.

A cette règle de maturation de l'oreille moyenne, il y a pour diverses causes d'assez nombreuses exceptions :

a) **Elle peut débuter avant la naissance,** dans les dernières semaines de la vie intra-utérine. Pour une raison qui nous échappe, la régression de la muqueuse commence plus tôt ; et la cavité qui tend à se former dans l'oreille moyenne se remplit de liquide amniotique et non plus d'air. Ce liquide ne cause généralement aucun dommage et il est résorbé ou expulsé peu de temps après la naissance.

De nombreux auteurs ont observé ces faits :

Zaufal (13) n'aurait jamais rencontré le bourrelet gélatineux chez les enfants mort-nés ?

Kutschariantz (22) dit que la cavité de l'oreille moyenne commence au quatrième mois et grandit peu à

---

dant toute la période fœtale et ne disparaît qu'après la naissance. Par analogie, je ne vois aucune raison pour ne pas admettre que telle est aussi la règle pour l'embryon humain. »

peu ; un liquide clair, aqueux et gluant, remplit l'espace ainsi formé. Au huitième mois la cavité tympanale serait très voisine de sa forme définitive : la muqueuse aurait partout la même épaisseur et aurait acquis ses qualités habituelles. Chez 3 mort-nés cet auteur a vu une caisse complètement formée remplie d'un liquide transparent et une muqueuse brillante, bien adhérente à l'os sous-jacent, de couleur rosée.

Gellé (24) admet dans certains cas la maturation prématurée de l'oreille moyenne : mais il pense que dans ces cas, s'il y a eu régression de la muqueuse, c'est que la mort est survenue par hémorragie.

Lesser (29) a trouvé dans 9 cas du liquide amniotique et des particules de vernix caseosa dans l'oreille moyenne ; or, dans 8 de ces cas, les voies respiratoires contenaient les mêmes matières. Il en conclut que ces phénomènes de maturation précoce avec présence d'eau de l'amnios dans l'oreille moyenne sont bien le fait de mouvements respiratoires exécutés dans l'utérus.

Trœltsch (33) est aussi d'avis que l'atrophie du bourrelet gélatineux peut avoir lieu pendant la vie intra-utérine et l'enfant naître sans que son oreille moyenne présente l'état fœtal.

Schmaltz (26) pense que sans aucun mouvement inspiratoire, la caisse peut être envahie par le liquide amniotique, la régression du bourrelet s'étant produite ; c'est la déglutition qui favoriserait l'introduction.

Lannois (40) est opposé à la théorie de Gellé ; la respiration n'est pas la cause de la régression de la muqueuse tympanique œdématiée du fœtus. Cette régression s'observe, en effet, à partir du septième mois, voire même du cinquième mois.

Pour Aschoff (57), « la régression du tissu gélatineux fœtal a lieu dans l'utérus, selon des lois inconnues et n'est pas le résultat d'une action mécanique grossière ». Cet auteur fait sans doute ici allusion à l'anémie provoquée dans le tissu muqueux de l'oreille par l'établissement de la respiration.

Nous devons ajouter que la plupart de ces auteurs étaient préoccupés par le côté médico-légal de la question; côté très intéressant qui ne peut nous occuper ici (*).

b) **Plus fréquemment la maturation de l'oreille moyenne est retardée**, l'état fœtal de l'oreille moyenne persiste, c'est-à-dire que la régression du tissu muqueux embryonnaire qui emplit les cavités de l'oreille moyenne n'a pas lieu ou est incomplète.

L'oreille reste pendant un temps variable pleine d'un tissu fragile, doué d'une faible vitalité et cet état n'est pas sans danger pour elle. Cette masse muqueuse constitue en réalité un véritable tube de culture placé dans les meilleures conditions qui soient pour être contaminé. Des micro-organismes lui arrivent du pharynx par la trompe

----

(*) Cette question de la docimasie auriculaire semble être aujourd'hui laissée de côté par les médecins légistes. Il est cependant certain, ainsi que l'a établi Gellé (24) que le fait de trouver chez un enfant nouveau-né une oreille moyenne bien vide de contenu gélatineux indique qu'une respiration assez énergique a eu lieu et que par conséquent l'enfant a vécu. Mais la recherche de ce signe est délicate et la docimasie pulmonaire suffit dans la pluralité des cas.

d'Eustache. Que la défense faiblisse ou bien que la virulence des hôtes habituels du pharynx vienne à s'exalter et l'infection sera vite réalisée.

Nous n'insisterons pas ici sur cet état de persistance de l'état fœtal de l'oreille moyenne chez le nouveau-né car nous devons y revenir assez longuement. Il est fréquent et nous verrons qu'on l'a souvent gratifié du nom de catarrhe muqueux de la caisse.

CHAPITRE III

EXAMEN OTOSCOPIQUE DE L'OREILLE. TECHNIQUE
DES AUTOPSIES

Pour pratiquer l'examen otoscopique de l'oreille du nouveau-né et du nourrisson nous nous sommes servis du matériel habituel.

L'éclairage, partie très importante si l'on veut bien voir à travers les spéculums de petit calibre qu'il faut souvent employer, est on peut le dire la pierre d'achoppement dans la plupart des salles de crèche. Quand on ne peut disposer d'un éclairage électrique et à défaut de la lumière du jour qui est excellente, il faut se servir du bec Auer. Pour réfléchir la lumière dans l'oreille on emploie le miroir frontal.

Les spéculums métalliques de diverses tailles serviront à voir la membrane. Pour les nouveau-nés et les enfants de moins de 6 mois il en faut de très réduits; le spéculum un peu long de forme et ayant 3 millimètres de diamètre seulement est très utile dans beaucoup de cas.

Il importe d'avoir des stylets très légers et flexibles terminés par un bout arrondi.

Avant d'introduire un spéculum dans le conduit d'un

nouveau-né il faut au préalable s'assurer qu'il n'est pas obturé par des débris épidermiques comme cela est fréquent. Dans ce cas une injection d'eau tiède doucement poussée débarrassera le conduit.

Le spéculum doit être introduit doucement et relativement assez loin. Mais il faut se souvenir que parfois chez les nouveau-nés la membrane est très près de l'orifice du conduit et en haut où il faut d'abord la chercher.

L'épaisseur de la couche épidermique apporte un obstacle sérieux à cet examen, rendu encore difficile par les plis que fait la peau chez les cachectiques principalement. Si la membrane n'est pas découverte à l'aide de ses repères habituels : saillie de la courte apophyse et manche du marteau, on aura grand avantage à employer un stylet boutonné très flexible. Promené de la superficie vers la profondeur il nous renseignera souvent sur le point où finit la résistance osseuse ; au delà de ce point, ce qui semble être la paroi supérieure du conduit est en réalité la membrane.

Hartmann de Berlin (49) qui, il est vrai, est un habile observateur, pense que presque toujours l'otoscopie donne des résultats suffisants. Cependant il reconnaît qu'il faut une certaine expérience et il indique l'emploi de la « sonde flexible » pour corroborer le diagnostic.

Ces difficultés qui, on peut le dire, interdisent tout diagnostic tiré de l'aspect du tympan, à un médecin non rompu à la technique spéciale, disparaissent peu à peu à mesure que l'âge augmente.

A partir de 6 mois, sauf des cas exceptionnels qui tiennent à un développement très retardé, on peut facilement pratiquer l'otoscopie. Nous verrons, en parlant du diagnostic de l'otite latente, le parti que peut en tirer le clinicien.

Une des conséquences de l'épaisseur de la couche cutanée qui recouvre le tympan, en continuité si parfaite avec la peau de la paroi supérieure du conduit, et sur laquelle nous attirons l'attention, est la suivante : Il faut se garder chez le nouveau-né ou chez le jeune nourrisson d'attirer trop fortement le pavillon de l'oreille en arrière, comme on a coutume de le faire chez l'adulte; on provoque ainsi un tiraillement du tympan qui peut n'être pas inoffensif. On se rend compte facilement de ce phénomène sur un temporal de nouveau-né après avoir réséqué la partie inférieure du conduit. Il est d'ailleurs inutile d'attirer le pavillon en haut et en arrière, les courbures du conduit auditif n'existent pas encore; elles ne s'accusent qu'après le développement du conduit osseux.

Pour la paracentèse de la membrane, on emploiera avec avantage un spéculum dont l'extrémité se termine en un demi-cylindre lequel s'appliquera sur la paroi inférieure du conduit. Le couteau de Moure à pointe très relevée atteint plus facilement la membrane.

Voici la manière de faire que nous avons adoptée pour les autopsies :

L'autopsie générale faite et les points pouvant intéresser notre étude notés, nous commençons par examiner la cavité buccale et le pharynx afin d'y découvrir le muco-pus qui y stagne dans la majorité des cas.

Si la bouche est sèche on porte derrière le voile un tampon d'ouate monté sur un stylet courbe; ramené, ce tampon nous renseigne sur la présence ou l'absence d'un exsudat naso-pharyngien. Le toucher digital complète l'examen et nous fait voir s'il existe des adénoïdes. Il faudra prendre des précautions spéciales, faciles à imaginer, si l'on veut faire un examen bactériologique du muco-pus pharyngien.

Pour l'étude de l'oreille moyenne le mieux est d'enlever les deux temporaux ; après l'enlèvement du cerveau on rabat latéralement la peau et les oreilles en coupant à ras de l'os le conduit cartilagineux. Puis on mène deux traits de scie parallèles et verticaux : l'un à 2 centimètres en avant, l'autre à 2 centimètres en arrière du bord supérieur du rocher. A l'aide d'une pince coupante ou de forts ciseaux on achève de détacher les parties sur la ligne médiane et à la face inférieure du temporal. En opérant ainsi et avec un peu d'habitude on enlève l'ensemble de l'oreille et la plus grande partie de la trompe d'Eustache.

D'autres procédés ont été décrits ; nous renvoyons pour leur description à l'excellent traité de Politzer (*).

L'ouverture des cavités de l'oreille moyenne peut se faire :

1° Au niveau du toit de la caisse et de l'antre ; le plus généralement chez les sujets de moins d'un an, il est inutile d'avoir recours au ciseau et au maillet. Un fort scalpel suffit. On arrive ainsi sur la gelée embryonnaire du nouveau-né et l'on y aperçoit émergeant en blanc les têtes de l'enclume et du marteau ;

(*) Politzer. La dissection anatomique et histologique de l'organe auditif de l'homme à l'état normal et pathologique. Traduction française par Schiffers. Paris, 1898.

2° En réséquant le conduit à l'aide de bons ciseaux. On arrive ainsi sur la membrane enchâssée dans son cadre tympanal ; il est aisé de noter ses qualités et de voir si par transparence on perçoit un exsudat. Souvent celui-ci se montre comme une partie plus jaunâtre occupant la partie inférieure ou la partie supérieure du tympan (voir les observations du chapitre vii). Si l'on veut faire une culture, il faut prendre soin de griller la surface tympanale avec une lame rougie avant d'y piquer le bout flambé de la pipette. On enlève ensuite la membrane pour l'étude du contenu de la caisse ;

3° On peut procéder plus simplement et d'un seul coup ouvrir caisse et antre. Il faut pour cela un peu d'habitude et quelques tâtonnements préalables. Le temporal posé sur un liège et maintenu solidement, on le coupe verticalement avec le gros couteau à autopsie. Généralement l'os n'est pas assez dur pour résister. Le plan de section est situé un peu en avant et presque parallèlement au bord supérieur du rocher. Après quelques essais, on réussit généralement cette coupe qui permet l'inspection complète de la caisse, de l'antre, et même dans les cas heureux de la trompe d'Eustache. On peut d'ailleurs et pour plus de sécurité faire préalablement les deux opérations précédentes.

Pour l'examen histologique, nous nous sommes généralement servi de pièces décalcifiées et à cet égard l'emploi d'une solution de formol à 5 pour 100 contenant 1/5 d'acide azotique nous a semblé fournir les meilleurs résultats. La décalcification y est rapide et la fixation suffisante. Ce résultat obtenu on emploiera les méthodes ordinaires : déshydratation, inclusion, etc.

CHAPITRE IV

HISTORIQUE

Les anciens anatomistes avaient vu que l'oreille moyenne du nouveau-né est souvent remplie d'un exsudat.

Fabrice d'Acquapendente (1) dit qu'elle contient du mucus.

Un peu plus tard, Duverney (2) s'exprime ainsi dans son traité de l'organe de l'ouïe : « J'ai ouvert aussi les oreilles de plusieurs enfants, dont le tympan était plein d'excréments, cependant jamais aucune mauvaise disposition ni dans le cerveau ni dans le rocher n'a été découverte », et pose ainsi très explicitement la question (1683).

Guenther (3) et Huschke (4) parlent d'un exsudat muqueux qui disparaît lors des premières inspirations.

Il faut arriver à Koppen (5) en 1857 pour retrouver mention d'un état purulent de l'oreille moyenne du nouveau-né. Sur un certain nombre d'enfants âgés de moins de 25 jours, cet auteur trouve 6 fois la caisse vide et 18 fois un liquide qui n'offre les caractères du pus que dans 4 cas seulement.

De Troeltsch (6) quelques années plus tard (1868) signale

la fréquence des collections purulentes de l'oreille moyenne des nouveau-nés. Sur 24 enfants de 3 jours à 1 an il en trouve 15 présentant un exsudat muqueux ou plus souvent purulent. Les 9 autres avaient les oreilles normales. Tous étaient des enfants chétifs confiés à l'allaitement mercenaire qui ont succombé à des affections variées (atrophie, catarrhe intestinal, bronchite).

Schwartze (7) signale sur 5 nouveau-nés 2 fois les caisses pleines de pus.

Roosa et Beard (7 *bis*), auteurs américains, ont observé les mêmes faits et leur font jouer un rôle dans la production de la surdi-mutité. Mais ils pensent que l'inflammation de l'oreille moyenne est, le plus souvent, développée pendant la vie intra-utérine, tout en admettant qu'il soit possible que la surdi-mutité succède à la même affection développée chez le nouveau-né et pendant la première enfance.

Actuellement il ne peut plus être question d'infection de l'oreille moyenne dans l'utérus, sauf dans des cas absolument exceptionnels et alors le fœtus a bien des chances de succomber.

Cette période est féconde en travaux concernant l'oreille moyenne du nourrisson et les observations se multiplient :

Robert Wreden (10) observe à l'hospice des Enfants-Trouvés de Saint-Pétersbourg (1868) des enfants de 12 heures à 14 mois ayant pour la plupart succombé à des affections pulmonaires ou des méningites. C'est ainsi que sur 80 temporaux il note 36 cas de catarrhe purulent et 30 cas de catarrhe muqueux. Il attribue ces lésions à la gêne ou à l'affaiblissement de la fonction respiratoire ou à une altération morbide du tissu du naso-pharynx.

Nous arrivons à la communication de Parrot (11) à la Société médicale des hôpitaux (avril 1869). L'auteur attire l'attention des médecins sur l'état particulier de l'oreille des nouveau-nés et des nourrissons. En France, les faits qu'il signale n'étaient pas connus. Les 19/20 des enfants observés ont succombé à la bronchopneumonie ou aux affections digestives : l'auteur croit pouvoir affirmer que la plupart des enfants sur lesquels on observe ces états de l'oreille moyenne « ont éprouvé, pendant un temps variable, des troubles profonds de la nutrition par le fait d'une alimentation soit insuffisante, soit de mauvaise nature ».

Il n'a jamais observé de perforation de la membrane du tympan et il dit que bien rarement il y a propagation aux organes encéphaliques. Il pense que les lésions observées ne sont que les degrés divers d'un même processus morbide et ne tiennent qu'à la période de leur évolution à laquelle on les observe. Enfin, il attire spécialement l'attention sur les conséquences que peuvent avoir ces lésions pour l'avenir de l'oreille quand l'enfant qui en est porteur survit (surdi-mutité), ce qui pour Parrot est rare.

Plus tard Parrot est revenu sur ce sujet dans ses leçons sur l'athrepsie : il croit que l'otite constitue l'un des facteurs étiologiques de ce syndrome.

Très peu de temps après paraît (mai 1869) le travail de Baréty et Renaut (12), étude anatomo-pathologique très consciencieuse, entreprise sur les conseils de Parrot.

Ces auteurs constatent que l'état normal, la caisse vide avec une muqueuse saine, est rare chez le nouveau-né. Il est plus fréquent de trouver l'otite à ses divers degrés d'intensité. Ils analysent minutieusement l'état des diverses parties de l'oreille moyenne et particulièrement l'état de la muqueuse à chaque degré de l'affection.

De cette étude, ils concluent qu'on se trouve en présence d'un processus purement catarrhal de la muqueuse, identique à celui qui a pour siège le reste de la muqueuse respiratoire. Nous n'admettons pas, disent-ils, la propagation d'un coryza par la trompe qui est toujours saine, « le catarrhe semble né sur place et accompagne des affections respiratoires diverses ; mais sans nous paraître procéder d'aucune d'elles par voie de propagation ».

Ceci semble aujourd'hui bien peu probable, car il faudrait faire intervenir l'infection par la voie sanguine ou lymphatique, alors que nous trouvons dans la trompe une voie directe, largement ouverte aux microbes qui pullulent dans le naso-pharynx ; nous ajouterons que dans plusieurs de nos observations, nous voyons sous nos yeux cette communication exister (Obs. 36, 57, 65, 49).

La plupart des enfants observés présentaient des traces visibles de dénutrition progressive : prématurés, enfants atteints d'affections pulmonaires ou gastro-intestinales dont beaucoup avaient des points multiples de stéatose (foie, poumon, rein, etc.) et ils concluent que l'otite des nouveau-nés, fréquente surtout dans les 2 premiers mois de la vie (nous verrons ce qu'il faut en penser), est l'expression d'un appauvrissement intense de tout l'organisme ; qu'elle est une affection grave et par ses conditions d'énorme fréquence et par ses conséquences quand elle n'est pas suivie de mort ; que sa prédominence à droite est la règle.

Zaufal (13) tendrait à admettre que le pus rencontré dans la caisse du nouveau-né est le produit physiologique de la désagrégation de la gelée embryonnaire qui remplit cette cavité : normalement, et quand la respiration s'établit vigoureusement, cette gelée serait éliminée par la trompe et ainsi s'établirait la cavité aérienne de la caisse ; mais qu'un trouble fonctionnel de ce canal de dégagement survienne et la gelée embryonnaire sera retenue et subira une sorte de fonte purulente qui favorisera son élimination.

Cette opinion est partagée par Brunner (14), pour qui le pus de l'oreille moyenne des nouveau-nés devrait son origine, dans le plus grand nombre de cas, à un travail de désagrégation physiologique.

Rinecker (15) l'admet aussi ; avec Loesltock et de Hirsche, il est très affirmatif. Ces auteurs disent explicitement : « Il est rare que l'on trouve, chez les jeunes enfants, une oreille dont la caisse ne présente pas les lésions du catarrhe : *c'est l'état physiologique à cet âge* ». Cité par Gellé (24).

Eulenberg (17), Wendt (18), Urbantschitsch (19), Wreden (20), s'occupent de l'oreille moyenne du fœtus et du nouveau-né au point de vue spécial des services que la transformation qu'elle subit à la naissance peut rendre en médecine légale. Ces auteurs partagent l'opinion de Gellé et pensent qu'à la naissance la caisse, qui était occupée par un tissu gélatineux, devient libre et se remplit d'air.

Blumenstock (21), de Cracovie, peu après (1875) analyse les travaux de ces auteurs et, apportant des faits où l'oreille moyenne des fœtus morts a été trouvée avec sa cavité constituée et vide de liquide amniotique (?), il remet en question la docimasie auriculaire qui paraissait alors à peu près établie.

Nous arrivons à un travail qui porte sur un nombre considérable d'observations. Kutschariantz (22) a examiné l'oreille moyenne de 300 nouveau-nés ou nourrissons d'âge différent à l'hospice de Moscou (1875). Il a trouvé 20 fois seulement l'état normal, c'est-à-dire les cavités pleines d'air et avec une muqueuse mince et unie. (Parfois, cependant, un peu de mucus transparent et quelques débris de cellules épithéliales).

Tous les autres cas (280) s'éloignaient du type normal ; l'auteur les divise en 2 groupes :

Dans le premier groupe (80 cas), l'auteur classe les oreilles moyennes dont la muqueuse était intacte, le contenu seul modifié et formé d'une grande quantité de mucus aqueux de la consistance du blanc d'œuf avec, au microscope, quantité de débris cellulaires.

Dans le second groupe, de beaucoup le plus nombreux (200 cas), la muqueuse et le contenu sont modifiés tous les deux avec des degrés. Ce groupe comprend trois catégories :

a) Inflammation catarrhale légère avec chute partielle de l'épithélium. Hyperhémie et tuméfaction légère de la muqueuse de la caisse : 20 cas de 11 jours à 3 mois.

b) Muqueuse très hyperhémiée, rouge, épaissie. Orifice tubaire bouché par épaississement de la muqueuse. Prolifération des cellules du tissu conjonctif. 30 cas de quelques jours à quelques mois.

c) Caisse remplie de pus jaune verdâtre, parfois un

peu de mucus et de sang. Muqueuse très hyperhémiée, épaissie, rouge sombre. Trompe dans le même état : obstruée par épaississement de sa muqueuse. Parfois perte de substance de la muqueuse avec carie des osselets ou de la paroi osseuse de la caisse. 150 cas de 6 jours à 1 mois.

Les 300 enfants observés ont succombé à des affections digestives, des organes respiratoires ou à des lésions méningo-encéphaliques.

De Troeltsch, qui fut un des premiers (1868) à signaler la présence du pus dans l'oreille moyenne des nouveau-nés, revient (1881) longuement sur la question, dans son livre sur les Maladies de l'oreille chez l'enfant (33).

Il ne pense pas que l'on puisse admettre ce fait comme physiologique, surtout en ce qui concerne les nourrissons : « Il est probable qu'en raison de l'extrême variété des causes qui influent sur le développement, la nutrition et la vie de l'enfant, tant avant que pendant et après la naissance, il y ait également beaucoup de variété quant à l'époque de la disparition du coussinet gélatineux et le mode selon lequel cette disparition se produit. Aussi, vu la fréquence des cas pathologiques ou autres, qui peuvent accélérer ou retarder le processus en question, serait-il difficile, en ce qui le concerne, d'établir une délimitation absolument exacte entre la règle et l'exception.

« Quoi qu'il en soit, si l'on peut, à la rigueur, considérer le pus qui se rencontre dans l'oreille du nouveau-né comme le produit direct ou immédiat d'un travail physiologique, cette explication ne saurait être admise que pour les premiers jours après la naissance. » Et de ses nombreuses autopsies, il croit pouvoir admettre que chez les sujets âgés de moins d'un an, les processus inflammatoires et exsudatifs de l'oreille moyenne sont d'une extrême fréquence.

Les auteurs qui viennent après se préoccupent surtout du côté médico-légal. Hnevkowsky (34), Lenhardt (37), Lannois (40), Gellé (38).

Le travail de Gœppert (39) est, au contraire, très intéressant pour nous, car cet auteur a observé un certain nombre d'enfants pendant la vie (73 nourrissons) et voici ses conclusions :

La présence du pus et des mucosités de l'oreille moyenne des nourrissons peut être diagnostiquée pendant la vie et doit être considérée comme un phénomène pathologique.

La prédisposition à l'otite moyenne reste la même pendant les 12 premiers mois de la vie.

Les affections qui amènent ordinairement l'otite moyenne sont : le coryza, les affections pulmonaires et les affections gastro-intestinales s'accompagnant de vomissements.

Le rôle des affections gastro-intestinales dans l'étiologie des otites réside non dans le marasme général qu'elles amènent, mais dans les vomissements dont elles s'accompagnent et qui amènent mécaniquement l'infection de l'oreille moyenne à travers la trompe.

Dans la méningite on peut voir se développer secondairement une otite moyenne par le fait des vomissements qui accompagnent ordinairement l'inflammation des méninges.

L'otite moyenne survenant au cours des affections

gastro-intestinales présente, au point de vue clinique, un caractère bénin. La nature de l'affection gastro-intestinale ne joue aucun rôle dans le développement et les caractères de l'otite.

L'otite moyenne consécutive au coryza aboutit d'une façon particulièrement fréquente à la perforation de la membrane du tympan.

Le danger de méningite ou de septicémie généralisée consécutive à l'otite est moins grand chez les nourrissons que chez les adultes.

D'une façon générale l'otite suppurée n'exerce aucune influence sur le développement et l'état de nutrition de l'enfant : en particulier elle ne se trouve pas en rapport causal avec l'athrepsie.

On voit quel rôle étiologique cet auteur veut faire jouer au vomissement : il est probable qu'il y a là un facteur important de contamination de l'oreille : mais les mêmes formes s'observent dans des cas où les vomissements ont fait défaut.

Netter (43) a insisté sur la fréquence des lésions de l'oreille moyenne chez les enfants de o à a ans. Il ne les a jamais vu manquer dans une série de 20 autopsies. L'exsudat trouvé avait des qualités diverses et l'analyse bactériologique fit voir dans 13 cas le streptocoque pyogène, dans 6 le staphylocoque doré et dans 5 le pneumocoque. Ce sont les mêmes microbes que ceux des otites aiguës de l'adulte.

L'otite était en général *une trouvaille d'autopsie que rien ne faisait prévoir pendant la vie*. Elle ne semblait pas avoir joué un rôle dans la production de la mort. Cepen-

dant 2 fois il y a eu méningite suppurée par propagation.

« A quoi faut-il attribuer cette vulnérabilité toute
spéciale à l'oreille moyenne des jeunes enfants. L'absence
d'expectoration et d'expuition, le maintien habituel dans
le décubitus favorisent sans doute l'introduction dans les
trompes des microbes contenus dans la bouche et le
pharynx. Nous sommes disposés à admettre que ces
microbes trouvent un milieu de culture favorable dans
les débris du bouchon gélatineux qui remplit la caisse
pendant la vie intra-utérine. »

Rasch (48) a fait 82 autopsies d'enfants à l'hôpital
communal de Copenhague, ayant succombé à des affections diverses et n'a trouvé que 5 fois l'oreille moyenne
normale. Sur 43 sujets ayant succombé à des affections
pulmonaires, 32 fois les lésions étaient bilatérales et 6 fois
l'une des oreilles seule était malade; l'autre était saine
sans le moindre exsudat. Presque toujours l'auteur
trouva le pneumocoque dans le pus de ces oreilles. 4 fois
seulement la membrane était perforée.

Cet auteur aurait trouvé 2 fois le bacille de Koch :
fait important et que nous n'avons pas rencontré. Il conclut de ses recherches que 75 pour 100 des nourrissons
présentent à l'autopsie une affection inflammatoire de
l'oreille moyenne et que chez ceux qui succombent à une
bronchopneumonie la proportion s'élève à 99 pour 100.
Et si, dit-il, les otites sont si fréquentes chez les enfants
qui succombent, on peut supposer qu'elles existent aussi
chez ceux qui survivent à leur bronchopneumonie et
qu'elles jouent un rôle étiologique important dans la

surdi-mutité. Aboutissant rarement à la perforation du tympan elles ont échappé jusqu'ici à l'observation clinique. Parfois elles simulent la méningite.

Nous arrivons à un travail important du Dr Arthur Hartmann de Berlin (49). Nous l'avons déjà cité au chapitre otoscopie. Voici les conclusions du mémoire très intéressant de cet auteur : chez 75 pour 100 des nourrissons on trouve à l'autopsie une otite moyenne et l'examen pendant la vie permet de faire les mêmes constatations. car l'otoscopie donne un résultat positif dans presque tous les cas.

Les symptômes de l'otite sont, chez le nourrisson : l'agitation, la température, la diminution du poids. Mais parfois ces symptômes font défaut.

Très souvent l'otite et la bronchopneumonie coexistent et reconnaissent la même cause (aspiration).

La mort peut arriver dans l'otite par cachexie, par méningite, par septicémie.

L'otite des nourrissons doit être soumise à un traitement approprié aux cas qui se présentent.

Kossel (52) a examiné 108 cadavres de nouveau-nés jusqu'à un an et a noté 86 fois l'otite moyenne ; de son travail important au point de vue bactériologique et sur lequel nous reviendrons, il conclut que « le diagnostic de l'otite moyenne n'est pas toujours sûr, parce que l'examen otoscopique n'est guère possible que chez les enfants d'un certain âge ; quant au traitement il est, suivant l'auteur, nul ».

V. Cozzolino (54) a fait à la Clinique otologique de l'Université de Naples, dont il est directeur, une série de leçons en 1896 sur l'otite moyenne du nouveau-né, du nourrisson et de la première enfance. Il insiste sur l'importance étiologique considérable à son avis, que peut jouer cette affection. Elle peut simuler fréquemment la méningite ; parfois aussi devenir la cause d'une méningite. Si, fréquemment, l'otite des nourrissons ne s'accompagne pas de perforation de la membrane du tympan, cela est dû au peu de tendance destructive du pus à pneumocoque, car pour l'auteur le pneumocoque serait en cause dans la pluralité des cas. Il compare l'exsudat de l'oreille moyenne à celui de la pneumonie et pense que dans la cavité auriculaire, comme dans les alvéoles pulmonaires, cet exsudat dégénère fréquemment et se résorbe : l'otite reste dès lors une lésion ignorée.

Aschoff (57) publie en 1897 un assez long mémoire sur la question ; il la considère sous ses divers aspects et en particulier au point de vue médico-légal. Nous ne suivrons pas l'auteur sur ce terrain spécial et ne retiendrons que les conclusions se rapportant à notre étude.

La formation du pus dans l'oreille moyenne du nouveau-né n'est pas physiologique : elle serait le résultat d'une contamination de la caisse par les impuretés aspirées soit dans l'utérus, soit au moment de l'accouchement (eau de l'amnios, vernix, méconium).

Le catarrhe putride de l'oreille moyenne chez les nourrissons et les enfants doit être séparé d'une façon tranchée de l'otite moyenne des nouveau-nés.

L'otite moyenne des nouveau-nés existe-t-elle? L'auteur semble pencher pour la négative à cette interrogation qu'il pose explicitement.

A la Société allemande d'otologie, en 1898, Hartmann (58) est revenu sur la question et pense que l'aggravation de l'otite des nourrissons atteints de gastro-entérite détermine une aggravation correspondante des symptômes gastro-intestinaux. Il est assez difficile de dire dans ces cas si l'élévation de la température est le fait de l'otite ou de la gastro-entérite. Quoi qu'il en soit, le traitement de choix serait la paracentèse, après laquelle on voit la température redevenir normale, la digestion s'améliorer et l'enfant reprendre du poids.

Nous résumerons cette revue des travaux parus sur la question en disant que :

Pour la majorité des auteurs, on trouve à l'autopsie des nouveau-nés et des nourrissons qui succombent aux affections gastro-intestinales ou broncho-pulmonaires, l'oreille moyenne pleine d'un exsudat qui peut être muqueux, muco-purulent ou franchement purulent et qui s'accompagne de lésions parallèles de la muqueuse pouvant aller jusqu'à sa nécrose, par places, avec atteinte des parties osseuses sous-jacentes.

Cette *otite des nourrissons*, ainsi que la nomment les auteurs, est rarement suivie de perforation de la membrane avec otorrhée consécutive, rarement aussi elle se complique de propagation encéphalique. Mais, par son peu de tendance à la guérison, elle constitue un foyer purulent toujours prêt à devenir le point de départ d'un ensemencement microbien des voies digestives et respiratoires.

Pour quelques-uns enfin, et seulement chez le nouveau-né, la présence du pus dans l'oreille moyenne serait

physiologique et résulterait de la fonte purulente du bourrelet gélatineux fœtal.

Nous nous rallions à plusieurs de ces conclusions;
mais nous croyons que le désir qu'ont les auteurs de voir
là un processus unique avec ses lésions progressivement
graves contribue à obscurcir la question. Il est séduisant
d'établir une loi simple réalisant l'enchaînement de tous
les faits observés. L'étude que nous avons faite ne nous
permet pas de penser à la réalisation, même prochaine,
de ce desiderata.

CHAPITRE V

CAS OU L'OREILLE MOYENNE EST SAINE

A l'autopsie des nourrissons qui meurent dans les crèches hospitalières ces cas sont rares. En écartant rigoureusement toutes les oreilles suspectes, celles qui contiennent seulement des traces d'exsudat purulent et que nous mettons au compte du chapitre VII nous n'en avons rencontré que quatre.

Voici ces observations :

OBSERVATION XXXVII

P...., Léon, un mois, grande crèche, isolement n° 2. Reste 3 jours seulement à l'hôpital et meurt le 15 novembre 1898. Gastro-entérite. Malade depuis peu, diarrhée fétide et vomissements. Température 39°,5.

Autopsie. — Les cavités de l'oreille moyenne sont vides et sèches. Muqueuse mince et adhérente. Osselets, etc., normaux. Nous n'avions pas pratiqué l'otoscopie. Les poumons, la trachée et le naso-pharynx ne présentent aucune trace de pus. Les trompes sont normales. Cet enfant, rapidement enlevé, n'a pas eu le temps d'infecter ses voies respiratoires et partant ses oreilles moyennes. Notons leur parfaite vacuité *malgré les vo-*

missements ; ceux-ci ont été souvent en effet invoqués par les auteurs pour expliquer la contamination des caisses.

Observation XXXIII

C..., Cécile, 4 mois, grande crèche, n° 8. Cette enfant entre pour des convulsions et meurt au bout de 24 heures. Venue à terme bien portante.

Autopsie. — Les oreilles moyennes ne contiennent pas d'exsudat ; elles sont pleines d'air ; membrane, osselets et muqueuse normaux des deux côtés.

Rien de particulier à noter à l'autopsie des organes thoraciques et abdominaux. Pas de pus dans les poumons et les voies aériennes supérieures. Cavum sec. Cette enfant paraît avoir subi un léger degré de cachexie gastro-intestinale.

Observation XIII

W..., Raymonde, 9 mois, crèche Husson, n° 1. Convulsions. Décédée le 16 décembre 1896, le jour de son entrée. Les oreilles n'ont pu être examinées pendant la vie.

Autopsie. — Rien à noter concernant cerveau et méninges. Peut-être injection des vaisseaux pie-mériens. Les 2 membranes examinées par le conduit sont bien visibles et ont la couleur grise opaline des membranes de l'adulte. La couche épidermique n'est pas infiltrée. Les temporaux sont extraits et sectionnés de manière à ouvrir du même coup la caisse et l'antre. Ces cavités sont vides (c'est-à-dire pleines d'air) et absolument saines, la muqueuse est mince et sèche ; à gauche on note une goutte d'un liquide clair, filant, qui examiné montre les réactions du mucus, siégeant à l'orifice tubaire. Les 2 trompes sont d'ailleurs normales et le pharynx dépourvu de muco-pus et presque lisse.

OBSERVATION LXIV

R....., Henri, 10 mois, grande crèche, n° 7. Enfant ayant séjourné moins de 24 heures à l'hôpital. Nous manquons de renseignements sur lui.

Autopsie. — C'est un enfant assez vigoureux qui paraît n'avoir pas été longtemps malade. On ne trouve pas la cause de la mort par l'examen des organes. Les oreilles moyennes sont absolument normales et il n'existe pas la moindre trace d'exsudat dans leurs cavités. Pas de pus dans les organes et voies respiratoires.

Ces quatre observations ont des points communs; elles concernent toutes des enfants ayant très peu séjourné à la crèche et dont la mort a été très brusque.

En particulier les n°ˢ XXXIII et XIII sont morts rapidement du fait des convulsions. L'autopsie ne nous a pas renseigné sur la cause de celles-ci; ces enfants ont été surpris au milieu d'une bonne santé habituelle.

Dans tous ces cas nous notons l'absence de muco-pus naso-pharyngé et d'un état de suppuration quelconque de l'arbre broncho-pulmonaire. Cela vient à l'appui de cette opinion que l'infection de l'oreille moyenne a toujours pour point de départ la cavité naso-pharyngée.

CHAPITRE VI

CAS OU IL Y A PERSISTANCE
DE L'ÉTAT FŒTAL DE L'OREILLE MOYENNE

Nous avons vu (p. 24) que, ordinairement quelques heures après la naissance, chez les enfants sains ayant une respiration normale, la disparition de l'œdème de la muqueuse tympanique était effectuée. La cavité virtuelle fœtale se trouve faire place à la cavité réelle, aérienne de l'enfant né bien portant.

Mais il peut arriver (p. 30) que cette maturation de l'oreille moyenne soit retardée chez le nouveau-né. Dans ces cas qui sont le plus souvent l'apanage des enfants chétifs ou de ceux nés dans de mauvaises conditions (présentations vicieuses ayant allongé le travail ou nécessité des interventions obstétricales, enfants nés en état de mort apparente, etc.), la muqueuse des cavités de l'oreille moyenne ne subit pas sa crise histologique habituelle, elle reste gonflée, œdématiée, et cet état peut persister un temps variable quelquefois fort long (voir Obs. XLV, p. 62, nourrisson de 8 mois et l'Obs. VI, p. 56, nourrisson de 5 mois et demi).

La persistance d'un pareil état de choses n'est pas indifférente pour le nourrisson ; elle peut être le point de départ d'une infection de l'oreille moyenne ainsi que le montrent de nombreuses observations.

Mais il est également certain que, chez les nouveau-nés où persiste l'état fœtal, l'oreille moyenne n'est pas fatalement vouée à l'infection et à la suppuration. N'oublions pas, en effet, que nous observons les plus faibles, ceux qui comme le dit de Troeltsch ont été « privés des soins maternels et confiés à des mains mercenaires » et l'on sait ce que les soins dévoués et intelligents peuvent faire pendant la première enfance. Or même dans ces conditions mauvaises il arrive qu'à l'autopsie on constate la présence d'une muqueuse de l'oreille moyenne encore fœtale et sans la moindre trace de suppuration.

En voici deux exemples :

Observation XXVIII

P..., Jean, 5 semaines, grande crèche, n° 15. Décédé le 2 novembre 1898, après 3 jours seulement de séjour. Enfant arrivé très déprimé, serait né à terme et en assez bon état, pesant 6 livres. Allaitement artificiel au lait stérilisé ? A depuis plusieurs jours de la diarrhée assez abondante, fétide et des vomissements qui ont continué à la crèche. Pas de signes pulmonaires.

Autopsie. — Enlèvement des 2 temporaux après examen de la cavité naso-pharyngée qui ne présente pas de muco-pus appréciable. Le doigt porté dans le cavum le trouve libre. Ponction aseptique de l'antre du côté droit (par la face crânienne) : la matière gélatineuse ainsi extraite n'a pas donné de cultures sur la gélatine. A l'ouverture des oreilles moyennes on observe l'état fœtal très net sans, nulle part, la moindre trace de purulence. Les trompes sont vides. Pas de pus dans les bases du poumon.

Pour quelques observateurs ce cas rentrerait dans les catarrhes muqueux. Or, il suffisait de porter un fragment de la gelée sous le microscope pour y distinguer quelques capillaires, sans autre préparation; nous n'avions donc pas affaire à un simple exsudat muqueux. De plus en nettoyant les cavités auriculaires on ne trouvait plus la muqueuse mince, adhérente à l'os, mais bien l'os lui-même. Cette gelée est donc bien la muqueuse elle-même ayant conservé ses caractères embryonnaires.

OBSERVATION VI

L.... Anna, 5 mois 1/2, décédée le 21 novembre 1896, après un séjour de 40 jours à la crèche Husson. Diagnostic: Rachitisme, abcès cutanés multiples cruraux, pas de troubles pulmonaires, vomissements.

A l'autopsie des cavités auriculaires moyennes nous sommes très étonné de trouver une gelée translucide qui les remplit complètement; elle est adhérente, difficile à saisir à la pince; avec un jet d'eau mince et à forte pression on finit par vider la caisse et l'antre et l'on voit que partout l'os est à nu. Pas de traces de pus. Les trompes sont saines ainsi que la cavité naso-pharyngée qui ne renferme ni adénoïdes ni muco-pus.

Pendant la vie nous avons à plusieurs reprises examiné les oreilles de cette enfant. La membrane était difficile à voir, légèrement déprimée, très fuyante, à couche épidermique terne et épaisse. Nous n'avons pas noté l'état de l'acuité auditive.

Soulignons l'état d'intégrité des poumons. Cette enfant n'avait pas de traces de pus dans les voies respiratoires. Elle avait de la pyodermite et il fallut lui ouvrir de nombreux abcès sous-cutanés notamment à la région crurale.

Tels sont les deux seuls cas de persistance du bourrelet

— 57 —

gélatineux dans toute son intégrité que nous possédions
per onnellement ; nous retiendrons qu'il n'existait chez
eux aucune trace de suppuration naso-broncho-pulmo-
naire.

Les autres observations nous montrent au contraire au
moins un commencement de purulence de la muqueuse
tympanique.

Observation XXII

C... Emile, âgé de 15 jours, séjour de 2 jours seulement à la
crèche, non observé vivant.

Autopsie. — Enfant chétif (2,300 grammes). Broncho-pneumonie des bases. Le rhino-pharynx presque sec avec à peine un
peu de muco-pus. Cerveau et méninges normaux. Après enlèvement des temporaux les oreilles moyennes sont ouvertes par la
paroi crânienne en faisant sauter le toit de la caisse. Une gelée
rougeâtre, translucide, apparaît remplissant la caisse et l'antre.
Le conduit auditif réséqué on voit les membranes saines et à
travers elle (la couche épidermique enlevée) le tissu gélatineux.
Ponction aseptique après cautérisation pour ensemencement, de
chaque côté ; puis ablation des membranes ; on peut alors constater que du côté droit la gelée est partout translucide et homogène, tandis que du côté gauche claire en haut elle devient trouble
dans la partie inférieure de la caisse et *jaunâtre*, et *opaque*, manifestement purulente, vers l'orifice tubaire. Au microscope les
diverses parties de ce tissu gélatineux se montrent avec leur
structure habituelle : substance fondamentale muqueuse où ram-
pent de nombreux capillaires, cellules embryonnaires et quelques
cellules conjonctives étoilées. Les parties jaunes avoisinant l'orifice tubaire *gauche* sont nettement purulentes et laissent voir
de nombreux globules de pus (avec l'acide acétique on voit leurs
noyaux apparaître).

La culture sur gélatine des 2 pipettes a donné identiquement des colonies de streptocoques et de staphylocoques, ce qui prouve que la diffusion microbienne était déjà réalisée (on sait combien elle est rapide chez le cadavre); l'autopsie a eu lieu exactement 24 heures après la mort.

En somme, nous voyons là une persistance manifeste de l'état fœtal de l'oreille avec, du côté gauche, un commencement d'infection très probablement réalisé dans les dernières heures de la vie, alors que l'organisme et en particulier le tissu muqueux de l'oreille avaient perdu toute résistance.

Observation XXV

J... Pierre, 1 mois, crèche Husson, n° 6, décédé le 13 octobre 1898, après 20 jours d'hôpital. Gastro-entérite chronique avec poussée aiguë. Athrepsie commençante. Cet enfant a été fréquemment observé pendant la vie. Ses oreilles sont normales; on note seulement les plis nombreux de la peau mince et mal nourrie du conduit, ce qui rend l'otoscopie difficile; il faut employer le spéculum long et étroit poussé doucement et profondément; il est très difficile de trouver la membrane au milieu de ces replis nombreux.

Autopsie. — Persistance du bourrelet gélatineux des deux côtés avec commencement d'invasion purulente dans les parties avoisinant la trompe. La muqueuse antrale parfaitement translucide. On note à droite l'état plus avancé de la lésion; la gelée embryonnaire est jaunâtre jusqu'au tiers de la membrane du tympan, tandis qu'à gauche c'est la partie qui avoisine directement l'orifice tubaire qui est prise. Muco-pus pharyngé et aux bases des poumons. Pas de lésions des méninges.

Observation LXX

C... Paul, 6 semaines, crèche, n° 8, décédé le 5 janvier 1899. Syphilis héréditaire. Non observé pendant la vie.

— 59 —

Autopsie. — Cet enfant très chétif présente une persistance de l'état fœtal des 2 oreilles moyennes avec commencement d'invasion purulente. Pus dans les bronches et le naso-pharynx.

Nous trouvons ici un degré de plus que dans l'observation précédente : l'infection a commencé plus tôt.

OBSERVATION VII

J... Louise, 2 mois 1/2, crèche Husson, n° 8, séjour de 5 jours seulement à la crèche, Athrepsie. Il s'agit d'une enfant mal nourrie, alimentée au lait stérilisé(?), qui arrive dans un état de cachexie assez avancée.

Autopsie. — Persistance de l'état fœtal avec à la partie inférieure des caisses un point jaunâtre qui, examiné au microscope, montre de nombreux globules de pus.

Les trompes paraissent saines et vides. Un peu de muco-pus pharyngien revient sur le porte-coton. Pas de lésions encéphaliques.

Pendant la vie on voyait bien la membrane du tympan, car le conduit était relativement large ; elle était terne, légèrement excavée, on y distinguait la saillie de la courte apophyse.

OBSERVATION III

C... Marie, crèche Husson, n° 3, 2 mois 1/2, décédée le 8 novembre 1899, 10 jours de séjour. Broncho-pneumonie.

A l'autopsie, malgré de nombreux foyers de broncho-pneumonie et la présence d'un muco-pus abondant dans le naso-pharynx, on trouve seulement un commencement de purulence des muqueuses tympanales restées embryonnaires. Les lésions sont symétriques : deux ou trois grumeaux jaunâtres apparaissent dans la gelée en bas de la caisse alors que tout le reste du tissu est normal et transparent. Les trompes vides malgré l'abondance du muco-pus pharyngé. Des cultures faites avec des prises dans la partie inférieure de la membrane ont donné sur gélatine des streptocoques et des staphylocoques. Ainsi malgré la présence du pus dans les voies respiratoires, l'ensemencement de la gelée embryonnaire ne paraît pas avoir été précoce ; la lésion ne datait que des derniers jours de la vie.

Ces cinq observations sont, à de légères différences près, comparables. Elles nous permettent de prendre sur le fait l'invasion du tissu muqueux embryonnaire des cavités de l'oreille moyenne par les microbes du naso-pharynx ; et le processus est encore si peu marqué qu'il est légitime de faire remonter son début aux dernières heures de la vie, à la période agonique, et de penser qu'en somme, si la guérison était survenue, l'infection auriculaire n'eût pas été réalisée.

Nous arrivons aux observations où les lésions sont plus complètes. Dans 4 cas, chose curieuse, nous trouvons des lésions unilatérales. Dans les trois dernières, au contraire, les deux oreilles sont affectées.

OBSERVATION XIV

P... Lucienne, 6 semaines ; séjour de 19 jours à Husson où elle meurt le 23 décembre 1896. Gastro-entérite. Nous avons observé les oreilles pendant la vie et il nous a été impossible de trouver à l'otoscopie une différence quelconque dans l'aspect des 2 membranes et, malgré le jeune âge, c'est un des cas où il nous est arrivé de les voir le mieux ; le conduit était peu profond et relativement assez large. Avec un spéculum ordinaire, dirigé un peu en haut et en arrière, on voit les membranes qui sont parfaitement horizontales (c'est l'impression qu'elles donnent); elles sont grises, dépressibles et molles au stylet sans apophyse externe visible et sans reflet.

Autopsie. — Du côté droit, après enlèvement de la couche épidermique du conduit, la couche propre du tympan apparaît et laisse voir par transparence un contenu jaune franchement purulent. En ouvrant le rocher suivant la caisse et l'antre, on voit que la gelée embryonnaire est parsemée, dans toute la partie caisse, d'ilots purulents presque confluents ; l'antre est plein du tissu normal. Toutes les parties osseuses sont saines ainsi que la membrane. Du côté gauche il n'y a *aucune trace* de purulence.

Observation LVIII

S... Suzanne, 1 mois 1/2, séjour de 22 heures à la grande crèche, lit n° 10. Gastro-entérite. Cette enfant, nourrie au biberon avec du lait stérilisé (?) arrive dans un état grave et ne tarde pas à succomber. Elle a des vomissements et de la diarrhée depuis une semaine environ.

Autopsie. — Membranes intactes. Enlevées, elles laissent voir à droite : purulence marquée de la masse gélatineuse qui a persisté. A gauche état normal. Les autres parties de l'oreille moyenne sont saines. A travers la membrane, grâce à l'épaisseur de la couche épidermique on ne voyait rien. Conduits pleins de cérumen.

Observation XLIV

D... Marcel, 2 mois 1/2, décède le 19 novembre 1898, après un séjour de 20 jours; lit 11. Gastro-entérite. Nous n'avons pas observé ce nourrisson vivant.

Autopsie. — Nous trouvons une oreille gauche avec muqueuse embryonnaire persistante présentant de nombreux ilots purulents, tandis que le côté droit n'offre pas trace d'invasion purulente ; cependant la gelée de ce côté droit est plus rouge que d'ordinaire ; capillaires nombreux bien visibles au microscope.

Dans ces observations nous noterons cet aspect particulier, en îlots, des parties purulentes de la gelée auriculaire ; cela fait penser au développement de colonies microbiennes dans une masse de gélatine de culture ensemencée fondue.

Observation XLV

L.... Suzanne, 8 mois, grande crèche, décédée le 20 novembre 1898, après 16 jours. Broncho-pneumonie. Enfant habituellement bien portante, sauf cet été un peu de diarrhée. Depuis plusieurs jours tousse et a de la fièvre. Nourrie d'abord au sein, puis au biberon.

Autopsie. — Broncho-pneumonie en foyers disséminés, marquée surtout à droite. L'ouverture des temporaux fait constater à droite du pus dans la moitié inférieure de la caisse ; là il n'y a plus trace de tissu gélatineux. Ce tissu persiste, au contraire, dans la moitié supérieure de la caisse où il est parsemé d'îlots purulents.

Du côté gauche, à notre grande surprise, nous ne trouvons rien de semblable ; il n'y a pas la moindre trace de pus : la gelée embryonnaire emplit caisse et antre, elle est translucide et présente ses caractères habituels. L'examen bactériologique n'a pas été fait.

Les bronches, la trachée, la cavité naso-pharyngienne contiennent un muco-pus abondant.

Cette observation présente cet intérêt que, malgré un état infectieux grave, l'une des oreilles a été à l'abri de l'infection ; la droite seulement, celle correspondant au

poumon le plus malade, était atteinte et assez gravement pour
qu'il soit logique de penser que le début de la lésion auriculaire est contemporaine de l'invasion du poumon. Comment expliquer cette immunité de l'oreille gauche? Peut-
être la tuméfaction des parois tubaires de ce côté a-t-elle
pu opposer une barrière suffisante à l'invasion des produits
sceptiques? C'est une simple hypothèse.

Les observations qui suivent ont trait à des enfants
chez lesquels nous avons trouvé les deux oreilles atteintes;
mais toujours persistait du tissu muqueux embryonnaire
au moins dans quelqu'une de ses parties :

OBSERVATION XII

P,... Théodore, 2 mois 1/2, gastro-entérite, décédé le 15 dé-
·cembre 1896. Nous avons fréquemment examiné les oreilles de
ce nourrisson pendant la vie et, malgré nos efforts, il nous a été
impossible de voir survenir aucun changement dans l'image
otoscopique.

Autopsie. — On note la persistance des 2 côtés, du bourrelet
gélatineux, qui est opaque et jaunâtre par places ; aucune cavité
aérienne ; le naso-pharynx contient un peu de muco-pus ; il n'y
a pas d'hypertrophie du tissu adénoïde ; les trompes sont normalement perméables. La membrane du tympan est recouverte
d'une couche cutanée épaisse qui en masque pour ainsi dire tous
les détails ; cette couche vient avec la peau du conduit comme
un doigt de gant. Symétrie absolue. Antre spacieux et superficiel
sans lésion des parois osseuses. Méninges normales.

OBSERVATION XXIII

C... Jean, 1 mois, crèche Husson, où il a vécu 22 jours, jusqu'au 9 octobre 1898. Diagnostic : gastro-entérite, hyperostose

suturale du crâne. Cachexie. Probablement syphilis. Examinées pendant la vie les oreilles sont normales; avec peau du conduit mince et plissée.

Autopsie. — Les cavités de l'oreille moyenne droite sont remplies de la gelée embryonnaire persistante, avec présence de grumeaux jaunes purulents, sans lésion des autres parties. A gauche même aspect. Membranes intactes normalement mobiles, ainsi que les osselets. Méninges intactes.

Observation XXXVIII

D... Camille, âgé de 3 mois, décédé le 17 novembre 1898, grande crèche, n° 4 *bis*. Entré depuis le 5 novembre. Gastro-entérite. Cet enfant n'a pas été observé vivant. Lésions symétriques des oreilles : la muqueuse fœtale existe encore; partout, sauf en haut et en arrière dans l'antre, elle est parsemée de points jaunâtres purulents; les trompes sont vides et le pharynx contient du muco-pus; le tissu adénoïde est hypertrophié. Osselets, membranes, etc... sans aucune lésion. Broncho-pneumonie aux deux bases. (Le pus sourd quand on presse le parenchyme pulmonaire entre les doigts.)

En résumé, nous voyons toutes ces observations marquées d'un trait commun : la persistance de l'état fœtal de l'oreille moyenne.

Le *diagnostic* est-il possible pendant la vie? Nous ne le pensons pas. L'examen otoscopique (voir page 32) est difficile et exige un observateur rompu à cet exercice. Il est ici peu concluant, ainsi qu'on peut s'en rendre compte par la lecture des observations. L'épaisseur de la couche épidermique qui recouvre la face externe de la membrane du tympan en est la cause.

Le *pronostic* doit complétement s'effacer devant celui de la maladie actuelle de l'enfant. Nous le répétons, nous avons la conviction que l'ensemencement puis la culture de la gelée embryonnaire devient seulement possible quand, par l'affaiblissement de l'organisme, sa résistance aura fléchi. Il s'agit là, en effet, d'un tissu conjonctivo-vasculaire recouvert d'un épithélium qui peut lutter long-temps et qui doit souvent sortir victorieux de la lutte quand l'état général vient à s'améliorer.

On sait combien parfois la période agonique de ces nourrissons chétifs et cachectiques est prolongée ; c'est à ce moment que les microbes triomphent enfin et que s'installe l'infection de l'oreille moyenne.

Nous n'avons pas affaire ici à une entité morbide et il est impossible d'accorder le nom d'otite à cet état si fré-quent aux autopsies de nouveau-nés. C'est le catarrhe muqueux ou muco-purulent de la plupart des auteurs. Nous lui reconnaîtrons seulement le rang de phénomène d'infection secondaire, chez les nouveau-nés et les nour-rissons arrivés, le plus souvent, à la période préagonique.

CHAPITRE VII

PRÉSENCE DU PUS DANS L'OREILLE MOYENNE
AVEC INTÉGRITÉ DE CET ORGANE

Dans bon nombre de cas, on trouve à l'autopsie les cavités de l'oreille moyenne pleines de muco-pus, et si l'on enlève ce muco-pus par l'action d'un filet d'eau, on constate que partout la muqueuse est saine, que les osselets sont en place bien articulés et normalement mobiles, que la membrane du tympan n'offre aucune altération, enfin que l'antre est vide et tapissé d'une muqueuse fine et adhérente.

Il n'est pas douteux pour nous que le pus ainsi observé est de provenance pharyngée directe et récente et nous rejetons ces observations du contingent, déjà assez chargé, de l'otite des nourrissons.

Voici nos raisons :

1° Chez tous les sujets où nous trouvons ainsi un exsudat purulent contenu dans une cavité saine, nous trouvons en même temps le naso-pharynx garni de pus.

2° Le pus, ou mieux le muco-pus a les mêmes qualités physiques, chimiques, histologiques et bactériologiques dans le pharynx et dans l'oreille moyenne. C'est un liquide filant, épais, jaune, sans odeur appréciable, présentant les réactions de la mucine, offrant au microscope une grande quantité de globules de pus. Enfin les cultures faites avec le prélèvement auriculaire donnent les mêmes résultats que celles qui proviennent d'un prélèvement naso-pharyngien ; il est vrai que la facile diffusion des microbes sur le cadavre enlève beaucoup de valeur à cet argument.

3° Dans quelques cas on saisit sur le fait l'entrée du muco-pus pharyngien dans la caisse. Ainsi dans les observations 36. 57, 65, 39, nous voyons la trompe et son orifice garnis de pus en continuité avec le pus du cavum, tandis que la caisse et l'antre sont vides.

4° L'absence de lésions ne peut s'expliquer que par une invasion purulente très récente ; dans la plupart des cas on trouve un peu d'arborisation vasculaire de la muqueuse qui montre qu'elle commençait seulement à réagir.

Nous pensons, en effet que, dans la majorité des cas. le muco-pus du naso-pharynx pénètre dans l'oreille moyenne alors que l'organisme affaibli ne se défend plus. Grâce au décubitus dorsal le muco-pus baigne les pavillons tubaires et, les parois des trompes ayant perdu leur tonicité, il suffira d'une très légère aspiration, par résorption de l'air de la caisse. pour provoquer son entrée. Nous étudierons plus loin avec détail ce mécanisme de la pénétration des liquides naso-pharyngés dans l'oreille moyenne.

5° Dans les cas de cette catégorie où nous avons pratiqué l'otoscopie sur le vivant et où l'examen était facile, grâce à une membrane bien visible (voir Obs. 9, 38, 57, 28). Nous avons trouvé celle-ci mince, de couleur nor-

male, ayant ce velouté spécial incompatible avec la pré
sence d'un exsudat dans la caisse.

OBSERVATIONS LVI

B... Geneviève, grande crèche, n° 5, 5 semaines. Décédée
2 décembre 1898 après 12 jours d'hôpital où elle entre pour des
phénomènes de gastro-entérite. Broncho-pneumonie à droite.

Autopsie. — Foyers de broncho-pneumonie surtout à la base
droite. Les temporaux enlevés et ouverts on constate symétri-
quement dans chaque oreille la présence d'un peu de pus nettement limité aux parties les plus déclives: partie postérieure de
l'antre et de la caisse; le 1/10ᵉ environ du volume total de ces
cavités est rempli. Ce pus vient du naso-pharynx dont il partage
les qualités. Muqueuse mince, adhérente, résistante. Membrane
normale. Osselets sains. Antre avec ses dimensions normales.
Trompes normales vides. Muco-pus assez abondant dans le naso-
pharynx qui est dépourvu d'adénoïdes.

OBSERVATION XLII

P... Paul, 5 semaines, grande crèche, n° 9. Diagnostic? Resté
2 jours seulement à la crèche où il meurt le 18 novembre 1898.

A l'autopsie. — Poumons très congestionnés mais sans pus.
Nez et pharynx avec muco-pus et croûtes (syphilis héréditaire?)
Les oreilles ouvertes se montrent normales sauf la présence d'un
pus très muqueux comme celui du rhino-pharynx qui occupe le
tiers environ des cavités. Les cultures ont fourni des colonies de
streptocoques et de staphylocoques.

OBSERVATION V

L... Émile, 2 mois. Crèche Husson, n° 7. Spécifique héréditaire. Décédé le 19 novembre 1896 après 3 jours.

Autopsie. — Les oreilles moyennes sont normales avec seulement un peu de muco-pus et les membranes enfoncées ce qui prouve l'aspiration qui se produit dans les derniers moments car, chez cet enfant examiné pendant la vie, nous notions des membranes normales.

OBSERVATION LIV

A... Yvonne, 4 mois. Grande crèche, n° 10. 10 jours d'hôpital, meurt le 29 novembre 1898. Gastro-entérite. Malade depuis peu quand elle entre à l'hôpital. On voit facilement les membranes qui sont relativement peu inclinées; absence d'exsudat dans la caisse.

Autopsie. — Oreille droite, très peu de muco-pus avec muqueuse, osselets, etc..., sains. Pus dans le conduit dont la peau est décollée et comme soulevée par une nappe mince de pus. C'est une otite externe car la membrane est *intacte* et elle s'est produite dans les 3 derniers jours de la vie après le dernier examen otoscopique.

Oreille gauche: Un peu de muco-pus vers l'orifice tubaire et dans la trompe, caisse, osselets, etc.. normaux. Naso-pharynx: muco-pus assez abondant.

Broncho-pneumonie aux bases. Cerveau et méninges normaux.

OBSERVATION VIII

D... Julia, 5 mois, crèche Husson, n° 2, du 9 au 27 novembre 1896. Athrepsie.

Autopsie. — Un peu de muco-pus dans chaque oreille moyenne avec une très légère arborisation de la muqueuse, le reste normal. Pus dans le naso-pharynx et aux bases.

OBSERVATION XXXIX

C... Yvonne, 11 mois, crèche, n° 9. Diagnostic: broncho-pneumonie. Enfant qui entre très amaigrie, elle dépérit depuis plusieurs mois sans troubles digestifs. Décédée 24 heures après, le 17 novembre.

Autopsie. — Ganglions caséeux non ramollis, médiastinaux et mésentériques, donc tuberculose dont il est impossible de trouver la trace pulmonaire. Muco-pus pharyngé.

Les oreilles contiennent un peu de muco-pus avec intégrité de la muqueuse, des osselets, etc..., la membrane du tympan droite très enfoncée. L'inoculation au cobaye a été négative.

Observation IX

D... Georges, Husson, n° 3, 12 mois, décédé le 3 décembre 1896. Gastro-entérite.

Nous avons pu observer fréquemment cet enfant ; ses tympans étaient facilement visibles et ils avaient toutes les qualités des tympans normaux d'adultes, et en particulier cette transparence spéciale qui disparaît dès qu'un exsudat occupe la caisse Cependant à l'autopsie nous notons la présence du muco-pus dans les 2 oreilles ; à peu près la moitié des cavités sont remplies. C'est bien ici un phénomène nettement agonique. Pas la moindre lésion de la muqueuse, des osselets, etc.

Observation XII

R... Lucien, 12 mois, crèche, n° 15. Entre pour toux et amaigrissement à la crèche où il séjourne 11 jours et meurt le 17 novembre 1898. Bronchopneumonie avec température élevée.

Autopsie. — Pus très abondant dans tout l'arbre respiratoire. Les oreilles contiennent un peu de muco-pus. Pas d'autres lésions auriculaires. N'a pas été observé vivant.

Ces huit observations sont semblables. Partout absence de lésions des parties constituantes de l'oreille moyenne et présence de muco-pus qui cependant n'arrive pas à remplir l'oreille.

Dans celles qui suivent nous verrons que l'une des oreilles moyennes, le plus souvent la droite, se remplit complètement ; mais toujours les lésions se bornent à un peu plus d'arborisation vasculaire de la muqueuse, surtout au niveau du promontoire et des osselets.

OBSERVATION LI

M... Henriette, 7 semaines, grande crèche, n° 7, décédée le 27 novembre 1898. Gastro-entérite. L'enfant venue au monde à terme et assez vigoureuse est élevée au biberon ; depuis 15 jours diarrhée et vomissements. Est restée 16 jours à la crèche ; d'abord amélioration de l'état général puis cachexie rapide.

Autopsie. — Les bases présentent des lésions banales de broncho-pneumonie. L'oreille droite est pleine de muco-pus filant qui semble se continuer à travers la trompe avec celui du naso-pharynx. La gauche n'en contient que très peu remplissant la partie postérieure de l'antre. La muqueuse est légèrement arborisée mais sans épaississement. Les osselets, la membrane normaux.

OBSERVATION LXVIII

B... Lucien, 4 mois. A succombé très vite à des troubles gastro-intestinaux. Resté 3 jours seulement à la crèche où il meurt le 19 décembre 1898. Caisses et antres normaux avec très peu de pus du côté droit, complètement remplis à gauche. Pus dans le naso-pharynx. Poumons sains. Rien aux méninges.

Observation XXXI

W... Charlotte, 4 mois 1/2, crèche, n° 5. Gastro-entérite aiguë Reste 5 jours à la crèche et meurt le 9 novembre 1898.

Autopsie. — Rien aux poumons. Rhino pharynx avec muco-pus. Oreille moyenne droite pleine de muco-pus qui, enlevé, laisse voir la muqueuse intacte. A gauche très peu de pus et état normal des organes de l'oreille moyenne.

Observation XXVI

B... Gaston, 10 mois. Gastro-entérite chronique. Séjour de 35 jours à la crèche où il meurt le 1ᵉʳ novembre 1898.

Autopsie. — Naso-pharynx plein de muco-pus. Végétations adénoïdes très appréciables. Aux bases un peu de pus sourd à la pression. L'oreille moyenne droite complètement pleine de pus filant épais, jaunâtre; la muqueuse est arborisée, un peu épaissie au niveau du promontoire. L'introduction du pus pharyngien date de plusieurs jours et la muqueuse commence à réagir. Osselets, membranes, etc..., normaux. Du côté gauche un peu de pus occupe l'antre et la partie supérieure de la caisse sans autre lésions. Notons que malgré l'âge avancé les membranes sont très fuyantes, presque horizontales, ce qui rendait l'otoscopie difficile; nous attribuons cela au développement peu avancé de l'os temporal. — Cultures : streptocoques.

Nous arrivons aux observations où les deux oreilles moyennes sont complètement remplies de muco-pus.

Observation LXV

G... Georges, 15 jours, meurt en arrivant à la crèche le 2 décembre 1898. Cet enfant paraît assez bien constitué; il était nourri au sein et au biberon.

Autopsie. — Les cavités auriculaires moyennes des deux côtés pleines d'un pus jaune bien homogène, filant qui s'en va facilement et laisse une muqueuse saine à peine un peu arborisée par places, en particulier au niveau des osselets. Antres normalement développés pleins du même pus, osselets sains normalement articulés. Trompes à muqueuse normale. Le naso-pharynx plein de muco-pus. Il faut noter dans cette observation que malgré le jeune âge l'oreille moyenne était nettement constituée avec sa muqueuse normale. Ce n'est pas un cas de persistance de l'état embryonnaire avec purulence; c'est tout autre chose : chez un nouveau-né dont l'oreille moyenne est normale il y a eu pénétration du pus naso-pharyngé. Poumons sains. Pas de lésions méningées.

Observation XXXII

D... Augustine, 2 mois 1/2, grande crèche, n° 1. Gastro-entérite subaiguë. Les deux caisses pleines de pus muqueux, ainsi que le rhino-pharynx. Pas de broncho-pneumonie. Les cultures ont donné des streptocoques et des staphylocoques.

Observation XXVIII

W... Yvonne, 3 mois 1/2, crèche, n° 13. Gastro-entérite subaiguë. Les membranes du tympan de cette enfant observées pendant la vie étaient gris perle, avec la transparence normale dénotant une caisse pleine d'air. A l'autopsie nous trouvons au contraire les cavités de l'oreille moyenne complètement pleines de muco-pus et les membranes sont normales mais d'aspect terne gris jaunâtre. Ce cas est extrêmement probant : le muco-pus a pénétré du naso-pharynx dans les caisses dans les dernières heures de la vie. Aucune lésion de la muqueuse ni des osselets. Méninges saines.

Observation XLIII

K... Henriette, 7 mois, crèche, 9 *bis*, reste 9 jours à la crèche et meurt le 9 novembre 1898. Gastro-entérite chronique. Le naso-pharynx plein de muco-pus. Végétation adénoïde. Oreilles moyennes pleines sans autre lésion. Un peu de broncho-pneumonie aux bases.

Observations XL et XXX

Sont presque identiques et concernent un nourrisson de 10 mois (S..., Germaine, décédée le 17 novembre 1898, grande crèche, n° 3) et un de 14 mois (V..., Jeanne, 10 novembre 1898, grande crèche, n° 7), tous les deux morts de broncho-pneumonie. Pus abondant dans les voies respiratoires. Pas de tuberculose. Les 2 oreilles moyennes sont pleines de muco-pus identique à celui du pharynx. Pas de lésions méningées.

Observation XLVI

F..., Amard, un mois et demi, grande crèche, n° 17 bis. Spécifique héréditaire, avait un coryza spécifique accentué. Le naso-pharynx est plein de muco-pus et l'on trouve les lésions habituelles de la syphilis héréditaire. Les temporaux mis dans le formol ont été examinés 3 jours après. A leur ouverture on constate que la caisse et l'antre sont pleins d'une substance jaune grenue de muco-pus coagulé, s'enlevant d'un seul bloc et laissant alors voir une muqueuse dont aucun point ne présente de lésions, des osselets normaux, une membrane intacte. Symétrie complète des deux oreilles. Les deux caisses étaient saines et vides et n'ont été envahies que quelques heures avant la mort.

Dans les observations qui suivent nous avons vu les trompes pleines de muco-pus en même temps que les cavités de l'oreille moyenne.

Observation XXXVI

B..., André, 5 semaines, crèche, n° 14 bis. Décédé le 14 novembre 1898, après 4 jours de séjour. Gastro-entérite. Otoscopie très difficile et incomplète à cause des nombreux plis que forme la peau du conduit.

Autopsie. — On trouve l'oreille droite pleine de muco-pus. L'oreille gauche présente seulement du muco-pus vers l'orifice tubaire et la trompe qui est large est pleine du même liquide. Cavum garni de muco-pus. Le pus enlevé, la muqueuse apparaît saine partout sans tuméfaction en aucun point.

Observation LVII

F..., Germaine, 3 mois, crèche Husson, n° 4. L'examen du tympan pratiqué pendant la vie alors que l'enfant était encore assez vigoureuse nous le fait voir normal avec sa transparence habituelle (reflet velouté). Au contraire la veille de la mort il était gris jaunâtre, ayant perdu tout reflet ; à ce moment la caisse était déjà pleine de muco-pus pharyngien. L'agonie dura plusieurs jours.

Autopsie. — Du côté droit, l'antre et la caisse sont remplis de muco-pus jaune et il en est de même de la trompe et du naso-pharynx ; la muqueuse est saine, non épaissie et seulement arborisée sur les osselets et le promontoire ; le tympan est intact avec sa muqueuse saine, son épiderme déjà épaissi et terne. Du côté gauche on note exactement les mêmes dispositions.

L'enfant atteinte de gastro-entérite chronique est restée assez longtemps malade.

Observation LXV

J..., Marcel, 5 mois, grande crèche, n° 10. Diagnostic ? Resté 15 jours à la crèche.

Autopsie. — Muco-pus dans les 2 oreilles moyennes et les trompes, pas de lésions de la muqueuse. Naso-pharynx également plein de muco pus ; végétation adénoïde. Les poumons présentent des lésions de broncho-pneumonie aux bases.

Observation XXIX

F..., Angèle, 8 mois, crèche, n° 17. Enfant assez bien développée ne serait malade que depuis 15 jours environ (diarrhée et vomissements). Allaitée avec du lait stérilisé. Gastro-entérite aiguë. Succombe au bout de deux jours le 4 novembre 1898. L'otoscopie très facile parce que les membranes ont l'inclinaison de celle de l'adulte et que le conduit est bien large.

Autopsie. — Pus dans la caisse droite vers l'orifice tubaire se continuant dans la trompe jusqu'au naso-pharynx. Pas de lésions de la muqueuse, des osselets, etc.

A gauche très peu de muco-pus qui occupe ici le fond de l'antre. Les temporaux sont bien développés et très durs ; le conduit large ; le cadre tympanal déjà bien relevé.

Pour résumer cette catégorie d'observations, nous dirons qu'il est fréquent à l'autopsie des nouveau-nés et des nourrissons, de trouver les cavités de l'oreille moyenne saines, sans lésions d'aucune de leurs parties, mais plus ou moins envahies par du muco-pus de provenance naso-pharyngée manifeste. Ce phénomène se produit dans les quelques jours ou les quelques heures qui précèdent la mort. Il est, pour nous, bien probable que la plupart de ces cas sont comptés par les auteurs à l'actif du catarrhe purulent des nourrissons et grossissent ainsi le bilan de l'otite des nourrissons.

CHAPITRE VIII

OTITE LATENTE DES NOUVEAU-NÉS ET DES NOURRISSONS

Nous arrivons à une catégorie de faits auxquels il convient de réserver la qualification *d'otite latente des nouveau-nés et des nourrissons*. Otite, parce qu'il y a non seulement présence de pus dans l'oreille moyenne mais aussi lésion des parties qui la constituent. Latente, parce qu'aucun signe extérieur ne révèle au clinicien l'existence de la suppuration auriculaire. Celle-ci ne se fait pas jour au dehors à travers une perforation de la membrane ; mais trouve issue dans le pharynx, par la trompe d'Eustache.

L'un des caractères les plus généraux de cette forme d'otite est, en effet, l'intégrité presque constante de la membrane du tympan.

ÉTIOLOGIE

Dans l'otite latente, les cavités de l'oreille moyenne sont donc transformées en surfaces suppurantes.

Quels sont les facteurs étiologiques qui jouent le principal rôle dans cette transformation ?

C'est d'abord l'état de maladie longtemps prolongé. Ainsi, toutes les causes de cachexie de la première enfance sont à incriminer, et au premier rang parmi elles, les affections gastro-intestinales, si fréquentes à cette époque de la vie.

Il est une cause plus directe : la présence du pus dans le naso-pharynx. On peut dire que presque tous les enfants atteints de gastro-entérite et tous ceux atteints de bronchopneumonie, c'est-à-dire les 9/10 de la population des crèches hospitalières ont une cavité naso-pharyngée plus ou moins garnie de muco-pus. Les quelques exceptions rencontrées par nous ont été précisément le cas où nous avons trouvé des oreilles moyennes saines (voir page 51). Mais comment le muco-pus pharyngien réalise-t-il l'infection des cavités de l'oreille moyenne. Pourquoi celle-ci a-t-elle lieu dans certains cas seulement? Ceci nous conduit au mécanisme qu'il faut, d'après nous, invoquer pour expliquer les choses :

Le décubitus dorsal favorise à coup sûr la pénétration des liquides du cavum dans l'oreille moyenne; mais pour que cette pénétration ait lieu, il faut que le décubitus soit prolongé, car le phénomène ne se produit pas par le simple effet de la pesanteur.

Supposons, en effet, le cas d'un nourrisson dont les caisses sont normalement emplies d'air, couché horizontalement sur le dos; dans cette position, la trompe, la caisse et l'antre forment un cul-de-sac à situation essentiellement déclive par rapport au pharynx. Les liquides naso-pharyngiens (pus ou muco-pus) qui remplissent si fréquemment le pharynx nasal des nourrissons malades baignent l'orifice des trompes et chaque fois que, par des mouvements de déglutition, particulièrement énergiques au moment des tetées, celles-ci viennent à s'ouvrir, ces liquides pénétreraient dans l'oreille moyenne, n'étaient deux forces antagonistes qui les maintiennent en respect : d'une part, la présence de l'air dans l'oreille moyenne ; d'autre part, l'aspiration pharyngée qui se produit à la fin de la déglutition. Dans les cas ordinaires, tout se borne donc à une simple oscillation du liquide naso-pharyngien, sans pénétration dans la trompe.

Mais si cet état d'obturation de l'orifice tubaire par le muco-pus pharyngien persiste trop longtemps, et le décubitus dorsal prolongé favorise précisément cet état de choses, il se passera ici ce qui se passe toujours quand une cause quelconque vient à obturer la trompe ; l'air de la caisse se trouve isolé de l'air extérieur et peu à peu il est résorbé, sans qu'aucun ravitaillement lui arrive à travers la trompe. Le vide se produit. Quand la pression a suffisamment baissé dans la caisse et a dépassé la valeur de l'abaissement produit dans le pharynx nasal au moment de la déglutition (fin du 2ᵉ temps), le muco-pus est sollicité à entrer dans la caisse à chaque mouvement nouveau de déglutition.

C'est le même phénomène que celui décrit en otologie sous le nom de catarrhe tubaire ; seulement ici, l'obstruction de la trompe n'est pas le fait du gonflement de sa muqueuse ; il est dû au muco-pus qui obture son orifice. A la place d'un enfoncement de la membrane du tympan, nous avons surtout une aspiration de liquide naso-pharyngien.

Ces faits de pénétration des liquides naso-pharyngiens dans l'oreille moyenne doivent être très fréquents. Seront-ils toujours suivis d'altérations persistantes ? Non sans doute, et dans la majorité des cas, il suffira de quelques mouvements de déglutition plus énergiques, joints à l'action constante des cils vibratiles de la trompe, pour débarrasser finalement l'oreille moyenne.

C'est ainsi, par exemple, qu'un nourrisson atteint de rhino-bronchite passagère recouvrera vite l'intégrité de son organe. Mais que les choses se prolongent, qu'il s'agisse d'un nourrisson atteint de troubles gastro-intestinaux chroniques, l'état du naso-pharynx n'aura aucune tendance à l'amélioration ; ce n'est plus par intermittences que l'oreille moyenne se remplira de muco-pus; en réalité, elle restera constamment pleine et cette présence du pus dans un organe tapissé d'une muqueuse délicate ayant parfois encore conservé quelques-uns de ses caractères embryonnaires provoquera peu à peu la réaction de celle-ci, d'où hyperhémie puis gonflement, suppuration et bourgeonnement.

Nous pouvons comparer ce qui se passe ici à l'infection du sinus maxillaire de l'adulte, par la persistance d'une suppuration du sinus frontal. Le voisinage des ouvertures de ces deux cavités dans le méat moyen et leur disposition réciproque est telle que, par le simple effet de la pesanteur, le pus sécrété au niveau du sinus frontal tend à pénétrer dans le sinus maxillaire. Si donc, à la suite de coryzas répétés ou d'un coryza particulièrement infectieux (grippe), le sinus frontal est infecté et suppure, il arrive presque fatalement qu'au bout d'un certain temps la présence continuelle du pus que déverse ce sinus dans le sinus maxillaire, provoque la suppuration de la muqueuse de celui-ci.

A côté de ce facteur étiologique important, le terrain qui, nous le répétons, joue le principal rôle, il y a lieu, comme dans tout processus infectieux, de faire intervenir l'agent direct de l'infection. Il est bien certain que la virulence variable des microbes contenus normalement dans les cavités naso-pharyngées a une grande influence sur le moment où se réalise définitivement la lésion auriculaire.

Quels renseignements nous fournit à cet égard l'**étude bactériologique** du contenu purulent de l'oreille moyenne des nouveau-nés et des nourrissons ?

Des travaux assez nombreux nous renseignent à ce sujet : Netter (43) a trouvé le plus souvent (13 fois) le streptocoque pyogène, quelquefois le staphylocoque doré (6 fois) et le pneumocoque (5 fois) ; ce sont les mêmes agents que l'on trouve dans les otites de l'adulte.

Kossel (54) outre ces microbes aurait rencontré dans la moitié des cas le bacille de Pfeiffer ; il signale aussi le bacille de Friedlander (en culture pure) et le bacille pyocyanique.

Rasch (48) incrimine surtout le pneumocoque qu'il rencontre dans 33 cas sur 43 examinés.

Gradenigo et Penzo (45) qui ont fait à ce sujet des recherches assez étendues, sont du même avis.

Cozzolino (53) pense qu'il faut fréquemment attribuer l'otite des nourrissons au pneumocoque.

Il a trouvé presque constamment cet agent chez les nourrissons atteints d'affections broncho-pulmonaires ;

pour lui, le peu de tendance à la perforation de la membrane du tympan, dans les otites du premier âge, provient de ce qu'elles sont dues au pneumocoque.

Haug (47) attribue une grande partie des otites au gonocoque ; mais il est seul de son avis. Aucun des auteurs qui ont étudié la question ne l'a jamais rencontré.

Il ne faut accepter qu'avec circonspection les résultats fournis par les prélèvements faits aux autopsies, car la diffusion des microbes est rapide chez le cadavre (Marfan et Nanu).

Les cultures que nous avons faites ne nous ont montré que des colonies de streptocoques et de staphylocoques. Nous n'avons trouvé le pneumocoque que par la coloration de lamelles faites directement.

Quant au bacille de Koch, les inoculations que nous avons faites ont donné des résultats négatifs. Nous devons dire cependant que Kossel cité par Hartmann (49) aurait décelé plusieurs fois ce bacille.

MARCHE DE LA MALADIE. SES FORMES.

Quand l'infection de l'oreille moyenne est réalisée, la maladie peut affecter plusieurs allures :

1° Dans la pluralité des cas, la marche est progressive et aboutit à des lésions plus ou moins graves des organes de l'oreille moyenne. Nous aurons à examiner ces lésions qui portent d'abord sur la muqueuse, puis sur les osselets et enfin sur les parois osseuses elles-mêmes.

Ces cas se rapportent aux nourrissons atteints de

cachexies graves et irrémédiables et qui finissent par succomber. Suivant l'époque de la mort on trouvera des lésions variables depuis le simple gonflement de la muqueuse jusqu'à la trépanation spontanée de l'antre mastoïdien.

2° Dans un petit nombre de cas, il est permis de supposer que la maladie causale venant à guérir, l'otite latente guérit aussi, laissant après elle des traces plus ou moins profondes de son passage (Obs. 60, que nous considérons comme un cas de guérison).

3° Enfin, dans quelques cas, l'otite se manifeste au dehors, elle cesse d'être latente. Au lieu de se borner à un travail silencieux et profond, elle provoque une effraction du tympan et l'otorrhée apparaît dénonçant ainsi la maladie. Il faut séparer ces cas de l'otite aiguë des nourrissons avec laquelle ils n'ont qu'un symptôme commun : l'écoulement du pus par le conduit auditif externe.

ANATOMIE PATHOLOGIQUE

Nous avons vu quels étaient les agents habituels de la suppuration : il nous reste à résumer l'aspect des lésions observées.

Ces lésions portent sur la muqueuse, les osselets, la membrane, les parois osseuses.

La *muqueuse* présente des points de prédilection où les lésions atteignent leur maximum. En premier lieu l'antre mastoïdien. Là il est fréquent de rencontrer un degré plus avancé que partout ailleurs et nous pensons qu'il faut y voir une conséquence du décubitus. Quand le nourrisson est couché, c'est bien en effet la partie la plus basse des cavités auriculaires. Viennent ensuite le promontoire et les osselets dont la muqueuse est atteinte avec une égale fréquence. La portion de muqueuse qui recouvre la membrane vient enfin. Au début, la muqueuse est seulement vascularisée et épaissie; elle se détache plus facilement des parties osseuses sous-jacentes. Un fragment fixé et coupé montre une abondance plus grande de leucocytes au pourtour des vaisseaux et sous la surface épithéliale. Peu à peu, l'infiltration augmente et les leucocytes deviennent des cellules embryonnaires; le tissu de granulation fait son apparition et va se développer. C'est alors que l'on trouve ces muqueuses véritablement fongueuses qui font penser à la paroi pyogène d'un abcès froid. Dans l'antre, la cavité peut se combler par suite du développement de ces bourgeons: il y a là des parois d'où se détachent des franges de tissu embryonnaire. Au niveau de la membrane, l'épaississement suit une marche parallèle et lui forme comme une couche protectrice.

Les osselets sont, dans la majorité des cas, intacts au point de vue osseux. Mais ils sont enfouis dans une gangue muqueuse épaisse qui gêne considérablement leur fonctionnement et qui, en s'organisant plus tard en tissu cicatriciel, dans les cas où l'enfant survit, doit produire des ankyloses très préjudiciables au bon fonctionnement de l'organe.

Parfois ils sont dénudés et présentent des lésions plus ou moins graves d'ostéite. Les osselets peuvent être trouvés désunis et comme jetés sans ordre au milieu du pus de la caisse; nous avons observé un seul cas de ce genre.

La *membrane* est intacte dans la grande majorité des cas et nous trouvons là le caractère vraiment distinctif de ces otites. Le plus souvent sa muqueuse épaisse et charnue contribue à la garantir. Elle reste assez bien mobile. Sa couche propre n'est pas atteinte. Son épiderme cutané est épaissi.

Les *parois osseuses* sont atteintes dans l'ordre suivant : promontoire, antre mastoïdien dans ses parties externes, toit de la caisse.

La dénudation et l'ostéite du promontoire sont assez fréquentes (voir les Obs. 69 et 35) ; le stylet promené au milieu des granulations de la muqueuse rencontre des points dénudés friables.

L'antre est aussi assez souvent le siège d'une ostéite qui atteint ses parties externes ; le pus cherche à se créer une voie d'évacuation au-dehors (Obs. 66 et celles du livre de Broca et Lubet-Barbon) (*).

Quant aux lésions évoluant vers la cavité crânienne, elles existent et divers auteurs les ont signalées ; mais nous n'en avons jamais rencontré dans près de 80 autopsies.

La lecture des observations complètera cette indication rapide des principaux faits anatomo-pathologiques :

Observation XLIV

S... Suzanne, 2 mois, grande crèche, n° 1. Gastro-entérite décédée 26 novembre 1898 après un séjour de 15 jours. Rien de

---

(*) Broca et Lubet-Barbon, Les suppurations de l'apophyse mastoïde et leur traitement. Paris, 1895.

particulier à noter dans les antécédents et la maladie actuelle. C'est une enfant alimentée artificiellement d'une façon défectueuse.

Autopsie. — Les oreilles présentent une muqueuse molle, épaisse, et ont leurs cavités très réduites, pleines de pus jaune crémeux, verdâtre. Un fragment de muqueuse examinée se montre avec les caractères de la muqueuse fœtale mais avec une infiltration énorme de leucocytes, et des vaisseaux dilatés. Pas de broncho-pneumonie malgré la présence d'un muco-pus pharyngé assez abondant. — Les cultures n'ont donné que du streptocoque; l'examen sur lamelle par frottis direct permet de voir quelques pneumocoques au milieu d'abondants globules de pus; l'inoculation à la souris a été négative.

Des parties de muqueuse appartenant à l'antre mises dans l'alcool ont été ultérieurement examinées : elles sont très tomenteuses, très infiltrées de leucocytes et offrent la structure du tissu de granulation des bourgeons charnus.

Observation LXI

B... Félix, 2 mois 1/2, grande crèche, n° 1. Isolement. Gastro-entérite subaiguë. Cette observation est presque calquée sur la précédente. État infiltré et encore embryonnaire de la muqueuse, avec lésions plus avancées au niveau de l'antre mastoïdien. Pas de cultures.

Observation LXII

L... Henriette, 3 mois, grande crèche, 8 *bis*. Gastro-entérite subaiguë. Les deux oreilles moyennes présentent des lésions symétriques : présence d'un pus jaune crémeux avec une muqueuse épaissie mais présentant au microscope les caractères de la gelée fœtale. Infiltration considérable par les leucocytes.

Pus aux bases et dans le naso-pharynx.

Ces trois observations sont bien à conserver dans le chapitre otite latente; manifestement chez ces nourrissons la maturation de l'oreille moyenne était inachevée mais en outre il y avait lésion de début de la muqueuse, plus accentuée en haut au niveau de l'antre. Nous n'avons pas cru pour cette raison les faire rentrer dans les cas où il y a persistance de l'état fœtal de l'oreille moyenne (p.54).

OBSERVATION XLVII

G... Robert, 3 mois, grande crèche, n° 12. Tuberculose décédé le 23 novembre 1898 après 10 jours. Tuberculose apyrétique.

Autopsie. — Presque 40 heures après la mort ; on trouve des ganglions médiastinaux et mésentériques gros et caséeux non ramollis. Rate tuberculeuse. Lésions pulmonaires peu accentuées consistant en quelques tubercules miliaires disséminés. Broncho-pneumonie légère des bases.

Les deux caisses sont exactement pleines de pus qui, enlevé, laisse voir une muqueuse épaissie, molle, tomenteuse, presque bourgeonnante au niveau du promontoire. Dans l'antre véritables franges de bourgeons charnus. La membrane est intacte : la muqueuse qui la couvre, épaissie et arborisée. Les osselets sont noyés dans les bourgeons. Il y a au niveau de l'oreille moyenne 2 foyers de suppuration en activité dont la production purulente s'évacue par la trompe restée très perméable.

Deux cobayes ont été inoculés : l'un avec le pus ; l'autre avec une bouillie obtenue en triturant un peu des masses fongueuses de l'antre avec de l'eau stérilisée. Résultat négatif. Cependant ici nous avions bien affaire à un nourrisson tuberculeux.

Le pharynx contient du muco-pus. Il n'y a pas de lésions osseuses et les osselets dégagés des bourgeons où ils sont enfouis sont intacts. Pas de propagation méningée. Pendant la vie examen otoscopique négatif.

Cette observation nous montre que chez un tuberculeux l'otite peut revêtir la même allure que dans les cas ordinaires où il s'agit le plus souvent de gastro-entérite.

OBSERVATION II

G... Marcel, 2 mois 1/2, crèche Husson, n° 2.

Gastro-entérite. Séjour de 35 jours à la crèche. Otoscopie négative. A l'autopsie : pus dans les 2 oreilles avec lésion de la muqueuse au début ; elle est seulement épaissie, gaufrée.

OBSERVATION XIX

L... Lucie, 3 mois 1/2, Husson, n° 3. Gastro-entérite. Pendant la vie l'examen de l'oreille n'a rien révélé.

Autopsie. — Oreilles pleines de pus avec lésions très nettes de la muqueuse. Pas de lésions des osselets, ni de la membrane. Cultures ont donné des streptocoques. Inoculation négative.

OBSERVATION IV

D... Félicien, 4 mois, crèche Husson, n° 8. Athrepsie. Les membranes étaient gris jaunâtre, épaissies (sensation au stylet). A l'autopsie on trouve les oreilles moyennes pleines de pus avec des lésions assez avancées de la muqueuse.

OBSERVATION LIII

A... Jeanne, 5 mois, grande crèche, n° 3. Gastro-entérite. Mêmes lésions que dans l'observation précédente. L'inoculation au cobaye de fragments de muqueuse antrale a été négative.

OBSERVATION XXX

M... Lucienne, 6 mois 1/2, grande crèche, n° 6. Gastro-entérite. Restée 12 jours à la crèche où elle entre déjà cachectisée; meurt le 7 novembre 1898. A l'otoscopie, membrane molle, épaissie, infiltrée.

Autopsie. — 36 heures après la mort. Avec les lésions habituelles de la gastro-entérite chronique on note de la broncho-pneumonie aux deux bases ne s'étant pas manifestée pendant la vie, à l'auscultation. Après enlèvement du cerveau, trépanation aseptique au niveau du toit de la caisse et prise d'une pipette de pus; autre pipette prise à travers la membrane gauche. Les 2 caisses sont pleines de pus ayant les qualités du pus phlegmoneux. Membranes épaisses par épaississement de l'épiderme du conduit et surtout par épaississement de la muqueuse. Après avoir lavé on voit que les 2 caisses sont tapissées par une muqueuse épaisse, mamelonnée, rouge sombre, qui conserve cet aspect sur les osselets lesquels apparaissent plongés dans cette gangue charnue; ils sont néanmoins mobiles et leurs articulations saines et il n'y a aucune lésion osseuse. Toutes ces lésions sont symétriques. Trompes bien libres. Muco-pus pharyngien.

L'un des temporaux mis dans le formol et examiné plusieurs mois après montre des cavités (caisse et autre) absolument comparables à l'intérieur d'une géode; la muqueuse durcie par le réactif y apparaît rouge et mamelonnée.

L'inoculation au cobaye pratiquée avec le pus de l'oreille gauche a été négative. Les cultures ont donné du streptocoque et des staphylocoques. Pas de pneumocoques.

On peut dire que dans ce cas, les cavités auriculaires moyennes étaient transformées en deux foyers suppurant activement: elles étaient entièrement tapissées de bourgeons charnus ayant la structure histologique habituelle du tissu embryonnaire de granulation. La muqueuse de la caisse était devenue une véritable membrane pyogène et le pus sécrété s'écoulait par la trompe dans le pharynx puisqu'aucune perforation de la membrane n'existait. Le pus sécrété constamment et déglutí est, pour le nourrisson, une source constante d'infection des voies digestives. L'affection gastro-intestinale sera de ce fait maintenue en activité et il en résultera une tendance à la cachexie de plus en plus marquée.

Observation XLVIII

C... Eugène, 13 mois, grande crèche, n° 6, annexe. Broncho-pneumonie assez prolongée; l'enfant est resté 1 mois et demi à la crèche où il meurt le 24 novembre 1898.

Pendant la vie, température 39° presque constante. Nous notons une peau très amincie, mal nourrie, très plissée, dans le conduit auditif. Malgré l'âge avancé, l'otoscopie est difficile. La membrane est terne et ne se délimite bien qu'au stylet : avec lui on a la sensation qu'elle est molle et épaissie.

Autopsie. — Foyers de broncho-pneumonie surtout à droite, pus dans les bronches et le naso-pharynx. Cerveau sain ainsi que les méninges.

Les temporaux enlevés et ouverts montrent : à droite, une caisse pleine de pus jaune bien lié, un peu filant qui enlevé laisse voir la muqueuse épaissie, surtout au niveau du promontoire où elle est granuleuse et très congestionnée ; dans l'antre, bourgeons. A gauche, mêmes lésions moins prononcées. Les trompes normales et libres.

Les cultures ont surtout donné des streptocoques.

Nous résumerons brièvement plusieurs observations très analogues :

Observation XVI

I.... Louise, 4 mois, crèche Husson, n° 5, décédée le 28 décembre 1896 après 8 jours. Gastro-entérite. Nous avons examiné

pendant la vie les oreilles avec grand soin; l'otoscopie relativement facile nous a montré une membrane un peu terne, mais où
se voyaient parfaitement la courte apophyse et le marteau. Nous
croyions à une oreille normale. Or à l'autopsie, les lésions sont
très avancées: les cavités de l'oreille moyenne sont tapissées d'une
véritable membrane pyogène. Pus dans le pharynx. Pas de
lésions méningées.

OBSERVATION X

F... Armandine, 4 mois. Gastro-entérite, crèche Husson,
n° 5. Otite latente avec pus abondant et lésions muqueuses no-
tables. Pus à streptocoques et staphylocoques. Pas de perforation
tympanique. Pas de lésions osseuses ou méningées.

OBSERVATION LXVII

A... Georgette, 10 mois. Broncho-pneumonie. Grande crèche
17 *bis*. Lésions auriculaires bilatérales. Muqueuse bourgeonnante de ces cavités. Pas de perforation, ni lésions osseuses et
méningées.

OBSERVATION I

A... Mélanie, 13 mois. Husson, n° 8. L'otoscopie pratiquée à
plusieurs reprises montre une membrane sans velouté, terne,
épaissie. A l'autopsie: cavités de l'oreille moyenne à muqueuse
transformée en véritable membrane pyogène. Pus à strepto-
tocoques. Pas de lésions de la membrane, des osselets, des
méninges.

Nous arrivons à quelques observations où nous avons
trouvé l'os atteint :

Observation VI

P... Marie, 6 mois, crèche Husson, n° 6, où elle reste 6 mois et meurt le 14 janvier 1897. Cachexie gastro-intestinale et abcès multiples. L'examen de l'oreille pendant la vie n'avait rien montré d'anormal. Membrane un peu terne peut-être mais c'est le plus souvent l'état habituel à cet âge de la vie.

Autopsie. — Oreille droite : pus avec lésions avancées de la muqueuse, épaissie et bourgeonnante. Les osselets sont dénudés, mais restent articulés. La membrane est intacte. Au niveau du promontoire ostéite manifeste. L'antre ne paraît pas atteint dans ses parois osseuses. Oreille gauche : lésions à peu près identiques; là le promontoire est bien dénudé et l'os malad. Membrane intacte recouverte d'une muqueuse bourgeonnante.

Observation LXVI

H..., Andrée, grande crèche, 10 *bis*, 8 mois et demi. Nous n'avons pas observé cette enfant pendant la vie. Gastro-entérite.

Autopsie. — Bronchopneumonie aux bases. Muco-pus dans le pharynx nasal.

Oreille droite : lésions habituelles de la muqueuse. Les osselets dénudés. La membrane intacte. L'antre est transformé en une vaste cavité pleine de pus : tout autour il y a destruction de l'os et il existe une trépanation spontanée de la grosseur d'une lentille, s'ouvrant sous la peau du crâne.

Oreille gauche : lésions surtout de la muqueuse ; osselets malades ; pas de lésions osseuses au niveau de l'antre.

Cette observation offre de l'intérêt : un enfant cachectique peut être porteur d'une lésion osseuse grave, ayant abouti à une trépanation mastoïde sous-cutanée spontanée, sans éveiller l'attention. La peau était encore intacte au niveau du point osseux nécrosé; la marche de la température, restée normale, ne laissait aucunement supposer les graves désordres de l'oreille moyenne. On trouvera dans le travail de Broca et Lubet-Barbon « les suppurations de l'apophyse mastoïde et leur traitement », plusieurs exemples de ces suppurations de l'antre chez les nourrissons, survenues sans otorrhée.

Observation LXIX

G... Henriette, 9 mois, grande crèche, n° 4.

Gastro-entérite. Broncho-pneumonie.

A l'autopsie les 2 oreilles ont des lésions identiques : pus avec muqueuse bourgeonnante et dénudations des osselets avec carie au début. Pas de perforation de la membrane.

Observation XXXV

S... Henri, 10 mois, grande crèche, n° 34. Diagnostic (?). Les oreilles sont pleines d'un pus bien lié; leur muqueuse boursouflée molle, granuleuse, dénudations de l'os au niveau du promontoire avec ostéite commençante.

L'antre mastoïdien offre aussi des lésions osseuses beaucoup plus marquées du côté droit. Pas de lésions méningées. Membranes parfaitement intactes à muqueuse épaisse et charnue.

DIAGNOSTIC

Toutes ces observations nous montrent la difficulté de faire le diagnostic de l'*otite latente des nourrissons*. Tou-

jours la maladie s'installe insidieusement et sans symptôme bruyant qui appelle l'attention du médecin du côté
de l'oreille.

La *température* fait défaut : bon nombre des petits
malades que nous avons observés étaient apyrétiques : on
sait d'ailleurs combien ce symptôme est variable chez les
nourrissons cachectiques. Chez ceux qui présentaient une
élévation de température l'état pulmonaire ou gastro-intes-
tinal suffisait à expliquer les choses. Jamais nous n'avons
vu cette brusque et énorme élévation thermique qui carac-
térise si souvent l'apparition d'une otite aiguë chez un
nourrisson bien portant atteint seulement de coryza.

Hartmann (49) cite un cas où la température élevée
céda immédiatement à la paracentèse et cela plusieurs
fois de suite. Mais dans ce cas il y avait rougeur et gonflement du tympan et l'otite se présentait avec les caractères
de l'otite moyenne aiguë.

L'*examen otoscopique* fait avec le plus grand soin nous
a fourni des résultats peu probants. Nous avons dit qu'il
fallait peu compter sur ce mode d'investigation avant
l'âge de 6 mois. A partir de 6 mois on devra penser à
l'otite latente quand chez un nourrisson malade depuis
longtemps on verra une membrane terne, épaisse, molle
au stylet qui l'explore.

La *douche d'air* donnée suivant les préceptes de Politzer
ne donne que des renseignements médiocres. A l'auscultation on entend parfois le bruit de râle caractéristique de
la présence d'un exsudat dans la caisse ; souvent on ne
l'entend pas et l'autopsie montre cependant des oreilles
pleines.

En somme c'est l'*état général* mauvais, la cachexie progressive, joint à l'état spécial de la membrane du tympan qui permettra le diagnostic.

PRONOSTIC

Le pronostic est sérieux. Dans la majorité des cas il s'efface devant celui de la maladie actuelle du nourrisson. Mais il est certain que l'infection des oreilles moyennes réalisée, aura peu de tendance à la guérison. Le pus formé et évacué par les trompes sera dégluti et contribuera à maintenir les troubles gastro-intestinaux.

Plusieurs auteurs veulent même voir dans l'otite moyenne latente des nouveau-né et des nourrissons la cause directe d'infections diverses. Ainsi ils pensent que la bronchopneumonie, les gastro-entérites sont fréquemment les suites d'une otite latente. C'est à notre avis prendre l'effet pour la cause. Nous croyons avoir fait ressortir qu'il faut pour la production de l'*otite latente vraie* un terrain spécial; et, en particulier, les nourrissons atteints de gastro-entérite chronique fournissent ce terrain. Le pronostic n'est cependant pas fatal et il existe des cas de guérison; nous citerons à cet égard 2 observations où nous avons trouvé les cavités de l'oreille moyenne garnies d'une muqueuse épaisse, granuleuse, mais sans trace de pus. Ces deux enfants atteints à un moment de leur existence d'otite latente avaient guéri; ils ont plus tard succombé.

OBSERVATION LIX

C... Yvonne, 9 mois, grande crèche, n° 2, a succombé rapidement à une, broncho-pneumonie. A l'autopsie, on trouve les oreilles moyennes garnies d'une muqueuse sèche, épaisse, mamelonnée, se détachant assez facilement des parties osseuses sous-jacentes qui sont saines. Il n'y a pas la moindre trace de pus, bien que le pharynx en contienne un peu.

OBSERVATION LX

H... Marcelle, grande crèche, n° 13. Gastro-entérite. Les cavités de l'oreille moyenne présentent un état très spécial : muqueuse épaisse, mamelonnée avec intégrité des osselets et de la muqueuse. Pleines d'un mucus clair, filant. Pas de pus naso-pharyngien.

Le pronostic pour l'avenir de l'audition dans les cas de survie est sérieux. Il est bien peu probable qu'il y aura restitution complète des fonctions de l'oreille moyenne.

TRAITEMENT

Il n'y a pas de traitement actif des divers états que nous venons de passer en revue.

Quelques précautions hygiéniques découlent de leur pathogénie.

C'est d'abord l'antisepsie soigneusement faite des cavités naso-pharyngées chez les nourrissons malades : un des meilleurs moyens est de les moucher à l'aide de la poire à air : après instillation de quelques gouttes d'huile mentholée on pousse une douche d'air par l'une des narines, l'autre restant largement ouverte.

Nous insisterons en second lieu sur la nécessité de ne

pas abandonner les petits malades dans le décubitus dorsal continu ; le port de l'enfant sur les bras d'une nourrice, à plusieurs reprises dans la journée, nous semble une pratique simple devant favoriser le dégagement des orifices tubaires et partant les oreilles moyennes.

Dans les cas où la présence de l'exsudat purulent de l'oreille moyenne sera indéniable, la paracentèse pourra rendre des services.

Enfin il faut surveiller l'apophyse mastoïde, car les complications de ce côté sont relativement fréquentes et très insidieuses.

CONCLUSIONS

A l'autopsie des nouveau-nés et des nourrissons, on trouve, avec une extrême fréquence, l'oreille moyenne plus ou moins remplie d'un exsudat de qualité variable, accompagné ou non de lésions des parties constituantes de cet organe.

Pour beaucoup d'auteurs ces faits sont englobés sous le nom d'otite des nouveau-nés et des nourrissons. Il est nécessaire au contraire d'établir des distinctions.

I. — Une première catégorie de faits comprend les nouveau-nés chez lesquels la maturation de l'oreille moyenne n'a pas eu lieu ou s'est effectuée d'une manière incomplète.

L'infection facile du tissu fragile qui remplit dans ces conditions l'oreille moyenne permet d'y constater, à l'autopsie, l'existence d'un exsudat muco-purulent. Dans la majorité des cas, elle ne se réalise qu'à la période agonique.

II. — Dans 3o pour 100 environ des autopsies de nouveau-nés et de nourrissons ayant succombé à des affections diverses, on trouve l'oreille moyenne plus ou moins envahie par du muco-pus, la muqueuse et les autres parties de cette cavité étant saines. Il ne faut pas voir là un catarrhe muco-purulent de la caisse, c'est un phénomène pour ainsi dire mécanique, survenant à la période ultime et d'où résulte l'invasion, par le muco-pus pharyngien, des cavités auriculaires moyennes.

III. — Chez 35 à 40 pour 100 des nouveau-nés et des nourrissons qui succombent dans les crèches, l'autopsie révèle l'existence d'une otite cantonnée à l'oreille moyenne ; c'est *la véritable otite latente* des nouveau-nés et des nourrissons.

Les caractères de cette otite latente sont l'indolence habituelle, la manière insidieuse et presque fatale dont elle s'installe chez les nourrissons cachectiques malades depuis longtemps ; le peu de tendance à l'effraction de la membrane du tympan.

Le diagnostic en est difficile. Il ne peut être fait que par l'otoscopie et celle-ci ne donne de résultats probants que chez les nourrissons déjà âgés.

Cependant, quand un nourrisson depuis longtemps malade, maintenu habituellement dans le décubitus dorsal, a du muco-pus dans le pharynx nasal on peut à coup sûr dire que son oreille moyenne est atteinte.

Nous ne sommes pas fixés sur l'importance de l'otite des nourrissons considérée comme point de départ possible d'infections diverses (broncho-pneumonie, etc...).

Les complications méningées, malgré les rapports si directs établis au niveau de la structure pétro-squameuse, entre la dure-mère et la muqueuse de la caisse, sont exceptionnelles.

Les complications mastoïdiennes sont relativement fréquentes.

Le pronostic de l'otite latente nous paraît devoir s'effacer devant celui de la maladie actuelle. Mais quand l'enfant guérit il est grave, car l'otite peut laisser des traces indélébiles.

Bon nombre de surdi-mutités ont vraisemblablement cette origine.

Le traitement sera surtout hygiénique et prophylactique.

BIBLIOGRAPHIE

1. Fabrice d'Acquapendente. Opera omnia anatomica et physiolofica. Leyde, 1738.

2. Duverney. — Traité de l'organe de l'ouïe. Paris, 1683.

3. Guenther. — Observations sur le développement de l'appareil de l'ouïe. Leipzig, 1842, p. 50.

4. Huschke. — Nouvelle édition de l'Anatomie de Sœmmering. *Anat.*, IV, p. 897, 1844.

5. Koppen. — Beobachtungen über Ansammlung von Flüssigkeit in der Trommelhöhle Neugeborener. *Dissert. inaug.* Marburg, 1857.

6. De Tröltsch. — Anatomie de l'oreille appliquée à la pratique et à l'étude des maladies de l'organe auditif, traduction par A. van Bieroliet. Paris, 1863.

7. Schwartze. — Otitis interna purulenta infantum. *Arch. für Ohrenhk.*, 41, 1864, I, p. 202.

7 bis. Roosa et Beard. — *Gazette médicale,* 1869, p. 187.

8. De Tröltsch. — Traité pratique des maladies de l'oreille, traduction française par Kuhn et Lévi. Paris, 1870.

9. Zaufal. — Durchlöcherung des rechten und linken Trommelfells bei einem Neugeborenen. *Wiener med. Woch.,* 1868, p. 445, cité par Aschoff.

10. Wreden. — Die otitis media neonatorum von anatomisch-patologischen Standpunkte. Berlin, 1868.

11. Parrot. — De l'otite moyenne chez le nouveau-né. *Soc. méd. des hôp.,* avril 1869.

12. Baréty et Renaut. — Anatomie pathologique de l'otite interne des nouveau-nés. *Archiv. de physiol.,* 1869, p. 374.

13. Zaufal. — Sectionen des Gehörorganes von Neugeborenen und Säulingen. *Jahrbuch für Pädiatrik*, I, 1870, p. 118.

14. Brunner. — Beiträge zur Anatomie und Histologie des mittleren Orhes. *Habilit Schrift*. Zürich, 1870, cité par Aschoff (57).

15. Rinecker. — Tageblatt der 44 vers. deutscher Naturforscher und Aerzte. Rostock, 1871, p. 157, cité par Aschoff (57).

16. Hoffmann. — 1873, cité par de Tröltsch (33).

17. Eulenburg. — Referat. Vierteljahrsschr. für Gerichtl medicin, N. F., Bd. 19, 1873, p. 192.

18. Wendt. — Ueber das Verhalten der Paukenhöhle beim Fötus und beim neugeborenen. *Arch. für Heilkunde*, Bd, 14, 1873, p. 97.

19. Urbantschitsch. — Beitrag zur Entwickelungsgeschichte der Paukenhöhle. *Berichte der Akad. der Wissensch.* Wien, Bd. 67, Abth. III, § 19, 1873, cité par Aschoff (57).

20. Wreden. — Die Ohrenprobe, 1874, cité par Aschoff (57).

21. Blumenstock. — Die Wreden-Wendt'sche Ohrenprobe und ihre Bedenhung in foro. *Wiener med. Wochenschrift*, 1875, Nr 40-44, cité par Aschoff (57).

22. Kutschariantz. — *Archiv. f. Heilkunde*, Bd. X, p. 119, 1875.

23. Ogston. — Memorandum on the presence of air on the middle ear as a sing of life-birth. *Brit. and for. med. chir. rewiew*, octobre 1875, p. 445, cité par Lenhardt (37).

24. Gellé. — Signe nouveau indiquant la respiration du nouveau né tiré de l'inspection de l'oreille. Paris, 1876. *Tribune médicale*.

    Moldenhauer. — *Archiv. des Heilkunde*, XVII, p. 498, 1876.

26. Schmaltz. — *Archiv. der Heilkunde*, Bd. XII, p. 250, 1877, cité par Lenhardt (37).

27. Moldenhauer. — Die Entwickelung des Mittleren und ausseren Ohres. *Morph. Jarbücher*, Bd. III, 1877, p. 106.

— 104 —

28. Gellé. — État spécial de l'oreille moyenne dans la période fœtale. *Gazette méd. de Paris*, 1878, et *Société de biol.*, décembre 1877.

29. Lessen. — Zur Würdigung der Ohrenprobe Vierteljahrschr. für gerichtl. medicin, Bd. XXX, 1879, p. 26, cité par Aschoff (57).

30. Kölliker. — Embryologie de l'homme et des animaux supérieurs, trad. Schneider, 1879.

31. Urbantschitsch. — Lehrbuch des Ohrenheilkunde. *Wien. und. Leipzig*, 1880.

32. Hoffmann. — Nouveaux éléments de médecine légale, trad. Lévi, 1881, p. 546.

33. De Tröltsch. — Les maladies de l'oreille chez l'enfant, traduction par Delstanche. Bruxelles, 1882.

34. Ilnevkowsky. — Das Schleimhautpolster der Paukenhöhle beim Fötus und Neugeborenen und die Wreden-Wendt'schen Ohrenprobe. *Wiener med. Blätter*, 1883, Nr 26-34, cité d'après Hoffmann (32).

35. Miot et Baratoux. — Maladies des oreilles et du nez, 1884.

36. Politzer. — Lehrbuch der Ohrenheilkunde, 1887.

37. Lenhardt. — L'oreille moyenne chez le nouveau-né. *Thèse*, Paris, 1887.

38. Gellé. — *Annales des maladies de l'oreille*, t. XIII, n° 10, octobre 1887.

39. Goeppert. — L'oreille moyenne et les otites chez les nourrissons. *Jahrb. f. Kinderheilk.*, 1887, vol. XLV, p. 1, et *Revue des maladies de l'enfance*, 1897.

40. Lannois. — De l'oreille au point de vue anthropologique et médico-légal, 1887.

41. Preyer. — Physiologie spéciale de l'embryon, traduction Wiet. Paris, 1887.

42. Gradenigo. — Développement de l'oreille moyenne. Signification morphologique des osselets de l'ouïe. Analysé par Wilbouschewitch. *Annales des maladies de l'oreille*, 1888, p. 79.

43. Netter. — Des altérations de l'oreille moyenne chez les enfants en bas âge. *Société de biol.*, 1889.

44. Boucheron. — Sur l'œdème ex-vacuo de la muqueuse tympanique chez le fœtus. *Société française d'otologie*, 1889.

45. Gradenigo et Pevzo. — Recherches bactériologiques sur le contenu de l'oreille moyenne des cadavres de nouveau-nés et de nourrissons. *Zeitsch. für Ohrenheilkunde*, Bd. 21, 1891.

46. Hessler. — Die letalen Folgerkrankungen bei Ohraffectionen. *Schwartzes Handbuch der Ohr.*, Bd. II, 1893, p. 619, cité par Aschoff (57).

47. Haug. — Die Krankheiten des Ohres. Wien, 1893, p. 14, cité par Aschoff (57).

48. Rasch. — Otites moyennes chez les enfants. *Jahr. f. Kinderheilk.*, 1894, Bd. XXXVIII, p. 317.

49. Hartmann. — Otite moyenne des nourrissons. *Deutsche medicin. Wochenschrift*, 1894, n° 26.

50. Körner. — Die otitischen Erkrankungen des Hirns, der Hirnhaüte und der Blutleiter. Frankfurt, Joh. Alt, 1894, cité par Aschoff (47).

50 bis. Suerer. — Leptoméningite. *Jahr. f. Kinderkheilk.*, 1894, f. 1.

51. Schmaltz. — Cité par Aschoff (57).

52. Kossel. — Otite des nourrissons. Analyse dans *Journal de clinique infantile*, 1895, n° 12.

53. Cozzolino. — Recherches anatomo-pathologiques et bactériologiques sur les fosses nasales, le cavum naso-pharyngé et les cavités de l'oreille moyenne des cadavres de nourrissons et de nouveau-nés. *Bolletino della malat. del l'orecchio, etc.*, mai 1896, n° 5.

54. Cozzolino. — Le flagosi auriculari medic essudative vel neonato, vel lattante, e nella prima infanzia. *Gazetta medica di Roma*, 1896.

55. Bruck. — Les otites et leur importance chez les enfants. *Revue mens. des mal. de l'enfance*, 1896.

56. Ponfik. — Le rôle des otites moyennes dans la pathologie infantile. *Revue mens. des mal. de l'enfance*, 1897, n°s 38-41.

57. Aschoff. — Die otitis media neonatorum. *Zeitschrift für Ohrenheilkunde*, octobre 1897, p. 295.

58. Hartmann. — Otite moyenne des nouveau-nés. *Archives internat. de laryngologie*, 1898, p. 497.

59. Gomperz. — Otites moyennes des nourrissons. *Société autrichienne d'otologie*, compte rendu dans les *Annales des maladies de l'oreille*, février 1898, p. 160.

CHARTRES. — IMPRIMERIE DURAND, RUE FULBERT.

CHARTRES. — IMPRIMERIE DURAND, RUE FULBERT.

www.ingramcontent.com/pod-product-compliance
Ingram Content Group UK Ltd.
Pitfield, Milton Keynes, MK11 3LW, UK
UKHW020933140726
13695UKWH00003B/1050